평가가 없으면 해답도 없다

근골격계 기능평가와 프로그램 디자인

이 도서의 국립중앙도서관 출판예정도서목록(CIP)은 서지정보유통지원시스템 홈페이지(http://seoji.nl.go.kr)와 국가자료종합목록시스템(http://www.nl.go.kr/kolisnet)에서 이용하실 수 있습니다.
(CIP제어번호 : CIP2020018952)

평가가 없으면 해답도 없다

근골격계 기능평가와 프로그램 디자인

인쇄일: 2020년 5월 20일
발행일: 2020년 5월 28일

저　자: 김병곤, 강성우, 김동우
발행인: 문정구
발행처: (주)바이오사이언스출판
본　사: 10860 경기도 파주시 탄현면 국화향길 10-56, 1동
서울사무소: 06569 서울특별시 서초구 도구로 115, 1층(방배동)
전　화: (02)581-4057~8
팩　스: (02)581-4059
이메일: inquiry@biosciencepub.com
홈페이지: http://www.biobooks.co.kr
ISBN: 978-89-6824-104-8 (93690)
등록번호: 제22-3079호
값 17,000 원

BIOSCIENCE (주)바이오사이언스출판

평가가 없으면 해답도 없다

근골격계 기능평가와 프로그램 디자인

김병곤, 강성우, 김동우 저

BIOSCIENCE (주)바이오사이언스출판

서문

현대 사회가 편리해질수록 사람들의 움직임이 부족해지는 현상이 나타나고 있으며, 이러한 신체 움직임 부족은 우리의 신체기능 감소의 원인이 된다. 이와는 반대로 적절한 신체적 준비가 안된 상태에서 빈번한 스포츠 활동 참여로 인한 스포츠 손상이 빈번하게 발생되고 있으며, 동시에 이러한 부상에 대한 적절한 회복이 이루어지지 못해 신체기능이 약화되는 경우들이 발생된다. 따라서 신체기능이 약화된 사람이나 스포츠 손상 후 올바른 회복이 필요한 대상을 위한 운동 접근방법 및 진행순서에 관한 방법을 제시하는 것은 매우 중요하다. 회원의 상태를 평가하는 것은 운동을 통한 부상예방 및 부상회복을 위한 해결책의 시작점이 된다.

다음은 TRIUS Korea에서 제시하는 평가의 이유이다.

첫째, 객관성을 갖기 위해서

둘째, 계획성을 갖기 위해서

셋째, 회원(고객)의 현재 상태를 파악하여 단계를 구별하기 위해서

넷째, 모니터링 체계를 만들어 운동 프로그램의 방향성을 확인하기 위해서

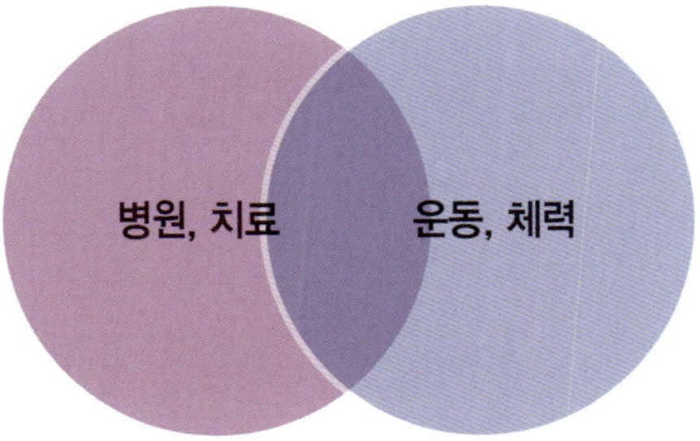

평가(진단)와 관련하여 시중에서 접할 수 있는 교재의 경우 환자를 대하는 의사의 관점에 기반하여 작성되었거나 병원에서 물리치료사들의 처치목적에 부합하는 평가 방법들로 구성되어 있으며, 이러한 교재는 질환의 치료가 목적으로 작성되어 있음을 알 수 있다. 운동을 통해 건강을 증진시키는 운동전문가 및 체육전공자들에게는 이러한 부상 진단 목적의 평가자료들은 운동 프로그램 작성 및 운동 지도를 위해서는 활용가치가 높지 않다. 체육을 전공한 운동전문가들에게는 통증기반의 접근보다 신체의 만성적 기능저하 또는 저체력이 기반이 되는 접근방법이 정확한 평가에 도움이 될 수 있다. 이 책은 만성적인 기능저하의 레벨 및 밸런스, 건강체력을 평가하는 데 목적이 있으며, 측정과 평가에 의한 결과가 운동 프로그램 디자인으로 바로 전환될 수 있는 검사법을 소개한다. 다음은 TRIUS Korea에서 이야기하는 평가의 특징을 설명한 것이다.

첫째, 일상적으로 일일 또는 주간 평가를 할 것.
둘째, 평가는 최대한 빠르게 진행할 것.
셋째, 평가는 편리하게 진행될 것.
넷째, 편안한 환경에서 검사가 가능할 것.

다섯째, 최대한 짧은 시간에 운동 프로그램으로 작성될 것.

다음의 평가 및 운동조절에 관한 내용들은 저자가 20여 년간 트레이닝 현장에서 경험한 것을 토대로 작성하였다. 평가 부분은 스포츠 재활총론을 기반으로 얀다의 교차증후군, 운동손상증후군, 관절의 가동범위(ROM), 도수근력검사(MMT), 움직임(FMS, SFMA) 교정운동학(corrective exercise), 프리햅(prehap-) 등을 기반으로 작성하였다. 운동 프로그램 디자인 부분에서는 트레이닝 주기화, 체력관리의 정수, 운동수행력 향상 트레이닝 등의 책을 인용하여 작성하였다. 만약 평가와 관련된 더욱 자세한 이론적인 원리를 알고자 할 경우 위에서 나열된 교재들을 통해 확인할 수 있다.

건강운동관리 프로그램이 체계화되지 않은 시점에 이 책이 조금이라도 스포츠 및 건강운동을 전공한 학생과 전문가들에게 도움이 되기를 바라는 마음에 이 책을 써내려 간다.

"건강한 운동, 건강을 위한 운동, 삶의 질을 높이는 운동"

2020. 4

저자 일동

저자 소개

김병곤 박사

현) Toronto Blue Jays Performance Coach
현) 사단법인 대한건강운동관리사협회 회장
현) 수원대학교 스포츠과학부 겸임교수
현) 퀄핏 건강운동센터 Director
현) 스마트트레이너시스템 대표
현) 한국중고등학교골프연맹 이사
현) 중앙일보 더 오래 김병곤의 MLB 컨디셔닝 스토리
현) MK, 파이낸셜 뉴스, 중앙일보 더 오래 칼럼
전) 국가대표 야구 대표팀 트레이너(2014~2018)
전) LG Twins Baseball Club 수석 트레이너
전) SPOSA 트레이닝 센터 대표

강성우 박사

현) QOLFIT, 퍼포먼스 디렉터
현) 사) 대한건강운동관리사협회, 부회장
현) 수원대학교 스포츠 과학부, 객원교수
현) 한국체육대학교 사회체육대학원, 외래교수
현) Certified Strength and Conditioning Coach(CSCS)
현) 대한선수트레이너협회, 정회원(R-KATA-ATC)
전) XION 퍼포먼스 센터, 디렉터
전) Bowerman Sports Science Clinic, U of Oregon, 연구원
전) 차의과대학교 스포츠의학 대학원, 겸임교수

김동우 대표

현) 퀄핏건강운동센터 대표
현) 한양대학교 체육학과 겸임교수
현) 스마트트레이너시스템 Director
현) 파주챌린저스 독립야구단 수석트레이너
현) 국가대표 여자야구대표팀 수석트레이너
전) SPOSA 트레이닝센터 센터장
전) 홍콩유소년축구대표팀 U-15 체력코치

목차

MES 측정평가사 자격과정

Certified Measurement & Evaluation Specialist

**추측이 아닌 측정으로
전문가와 아마추어의 차이를
보여주세요.**

건강체력 측정평가에 필요한 운동생리학, 기능해부학, 대사계산 및 근골격계 움직임분석을 통한 운동프로그램 설계에 필요한 기초 학문 연수 과정을 통해 온라인 자격시험이 진행됩니다.

자격연수 과정 안내(연 1회)

심폐기능 측정평가사

트레이너에게 필수적인 대사계산부터 운동프로그램 설계를 위한 데이터 산출 방법에 대한 교육과정 연수입니다. 실제 최대산소섭취량 측정 및 젖산역치검사, 초당젖산생성률 실기와 함께 진행됩니다.

근골격계 측정평가사

운동전문가들에게 신체의 만성적 기능저하와 저체력의 평가는 정확한 운동프로그램의 설계의 시작점이 됩니다. 복잡하고 적용하기 어려운 근골격계 측정 방법을 현장에서 즉시 적용할 수 있도록 정리한 교육과정 연수입니다.

MES 합격자 정회원 특혜

1. 연 1회 보수교육

2. 연 2회 오프라인 자격 과정 이수

MES, 트레이너의 **필수 의무자격**

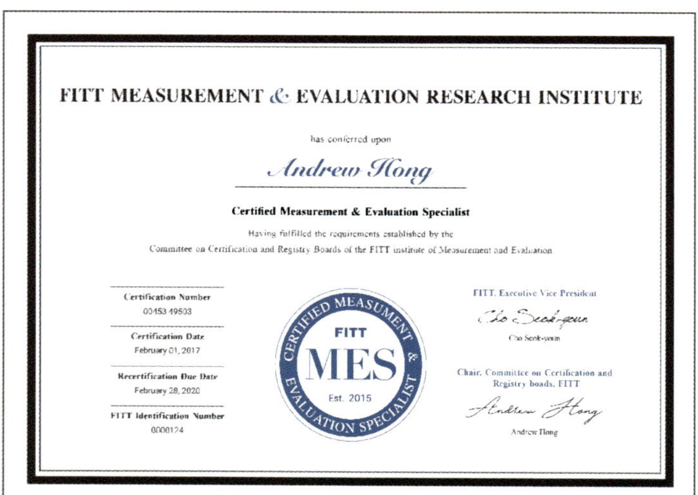

MES 자격증 예시

문의 cs@fitt.kr 031)709-9177 온라인 자격시험 http://mes.fitt.kr/

질병-건강 연속체

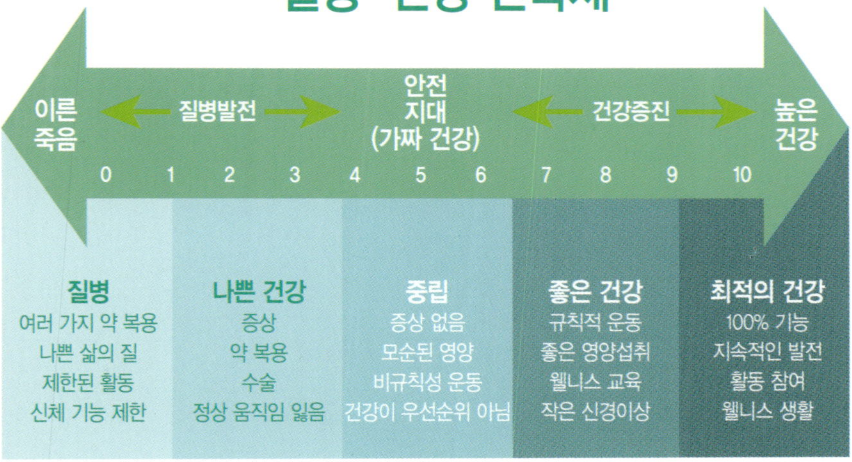

건강한 삶을 위해서는 나의 현재 건강상태를 정확하게 파악하는 것이 건강유지를 위해 매우 중요하다. 일반적으로 사람들은 자신의 건강을 너무 과신하는 경우가 많으며, 반대로 너무 건강에 불안감을 가지고 있는 사람들도 많다. 자신의 건강에 대해 너무 지나치거나 자만하지 않기 위해서는 현재 자신의 상태를 정확하게 알고 있는 것이 필요하다. 질병-건강 연속체 모델을 기준으로 했을 때 보통 건강 수준이 그림에서 5레벨 정도 위치에 있을 때 사람들은 스스로 건강하다고 느끼게 된다. 5레벨 정도의 건강상태는 안전지대로 포함되고 있으나 실질적으로는 충분치 않은 건강한 상태이다. 중립 5 레벨이 있는 사람들의 특징은 1) 몸에 특별한 증상이 없고, 영양섭취가 고르게 되지 않는 경우, 2) 운동을 하지만 규칙적이지 않은 상태, 3) 생활 습관에서 자신의 건강이 우선순위가 아닌 경우에는 명확하게 좋은 건강상태로 평가하는 데 어려움이 있다. 따라서 위 표를 기준으로 자신의 현재 건강상태를 명확히 판단하는 것이 건강증진을 위한 과정의 첫 번째라 할 수 있다. 지피지기면 백전백승이라고 했다. 위의 질병-건강 연속체를 보고 자신의 건강상태를 정확하게 파악해 보자.

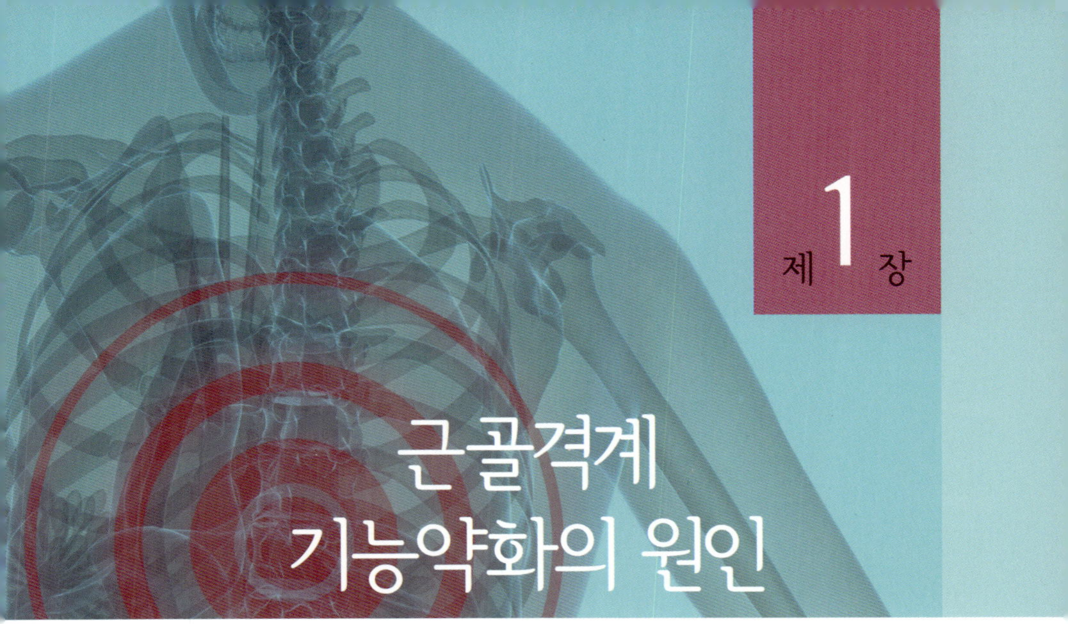

제 1 장

근골격계 기능약화의 원인

사람이 살아가면서 인체는 지속적으로 적응하고 발전하고 쇠퇴하고를 반복한다. 개인 스스로의 변화에 의해 발전과 쇠퇴가 이루어지기도 하지만 과학과 환경 변화에 의해 건강해지기도 하고 건강이 악화되기도 한다. 건강에 밀접한 영향을 주는 과학과 환경의 변화는 3번에 걸쳐 크게 변화되었다. 건강 1세대는 공준 보건의 시대로 상, 하수도의 구분이 없어서 생기던 질병을 상, 하수도의 구분으로 질병을 예방하는 시기였다. 건강 2세대는 질병치료의 시대로 많은 약의 개발로 질병을 치료하는 시기를 보냈다. 건강 3세대는 현재와 미래에 필요한 건강수명 시대로 물질 풍요에 의한 신체활동과 움직임의 저하로 인해 발생되는 만성질환을 예방하고 관리하는 시대에 들어 왔다.

이전의 세대가 질병치료의 시대를 보냈다면 현재와 미래의 세대는 건강수명시대를 보내고 있으며, 향후에도 이어질 것으로 예상된다.

물질의 풍요로움과 편리한 생활을 통해 우리는 수명의 연장이라는 큰 수혜를 받게 되었지만, 이것들은 신체활동 저하의 원인으로 다양한 만성질환을 야기시키는 반작용도 동반한다.

신체활동의 저하로 인한 만성질환을 해결하기 위한 가장 손쉬운 방법은 신체활동, 즉 운동을 통해 적극적으로 체력을 증진시키는 것이다.

따라서 앞으로 급성기 질병을 치료하기 위한 의료적 도움과 건강증진을 위한 운동을 구분하여 운동의 역할이 보다 더 중요해지는

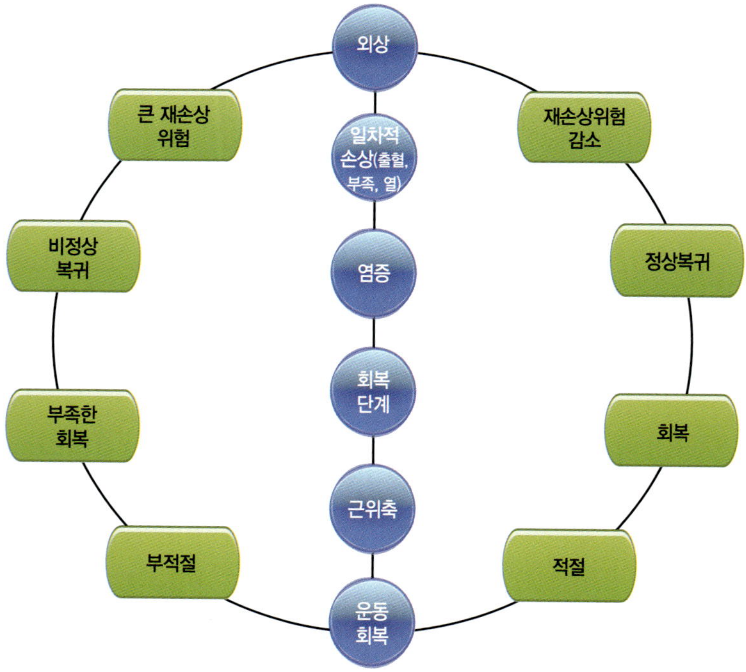

스포츠 관련 손상 사이클

그림 1-1

시대변화를 준비해야 할 것이다.

근골격계 손상주기에서 외상은 일차적 손상이며, 이차적 손상은 외상을 통해 혈종과 딱지로 발생되는 것으로 분류한다. 이차적 손상 이후에는 염증이 발생되는 회복단계가 시작되며, 이때 근위축이 발생된다. 운동중재는 본격적인 회복단계에서 시작되며, 중재가 적절할 경우 재손상의 위험성은 줄어들게 되고 부적절할 경우 재손상의 위험이 높아지게 되는 기전을 가지고 있다.

1 건강한 몸을 위해서는 생활 습관을 관리해라

사람은 누구나 24시간의 시간을 이용해서 하루를 살아가고 있다. 건강한 생활을 하기 위해서 가장 중요한 것은 하루를 규칙적으로 보내는 것이며 이것은 수면의 양적, 질적인 시간, 식사를 하는 양과 시간, 움직이는 시간과 양 등의 조절 등을 포함한다. 움직임의 조절은 일상생활 중 앉아 있는 자세, 서 있는 자세, 걷는 자세 등 모든 움직임을 말한다. 움직임은 모든 일상생활에 포함되어 있어 "자세와 올바르게 움직이는 습관"은 매우 중요한 것으로 인지해야 한다. 기본적인 자세가 좋지 않다면 운동을 하는 자세 역시 올바르지 않을 것이며, 운동을 올바르게 한다고 해도 일상생활에서 올바른 습관을 갖지 않게 된다면 결코 올바른 몸을 갖기 어려울 것이다. 운동을 하는 시간은 짧고, 하루를 보내는 시간은 길기 때문에 일상생활에서 좋은 습관을 갖는 것은 운동 이전에 준비되어야 할 단계이다.

2 부상 및 통증 회복 후에 정상적인 움직임을 만들어라

근골격계 부상의 일반적인 과정은 다음과 같다. 조직의 외상 발생 → 염증 발생 → 근육이 약해지는 연축 발생 → 근육의 다른 층들이 서로 붙게 되는 유착 발생 → 근–신경의 변형된 자극과 움직임 발생 → 근육이 힘의 균형을 잃게 되는 불균형(그림 1–2 반복손상주기). 부상발생 후 통증이 없어지면 부상이 회복되었다고 생각하지만 실질적으로는 근육의 불균형이 개선됐을 때 완전하게 회복된 것이라고 할 수 있다. 단일관절의 정상적인 근력균형과 움직임, 복합 관절의 정상적인 근력균형과 움직임, 걷고 달리고 스포츠를 하는 동작에서의 정상적인 움직임까지를 만드는 것이 진정한 회복이다(그림 1–2).

일반적인 급성기 염증이 발생되면 환자 또는 회원의 교육이 필요하다. 활동의 제한범위 및 가정에서 생활하는 습관, 테이핑, 보조기 사용에 관한 교육이 진행되어야 한다. 추가적으로 고려해야

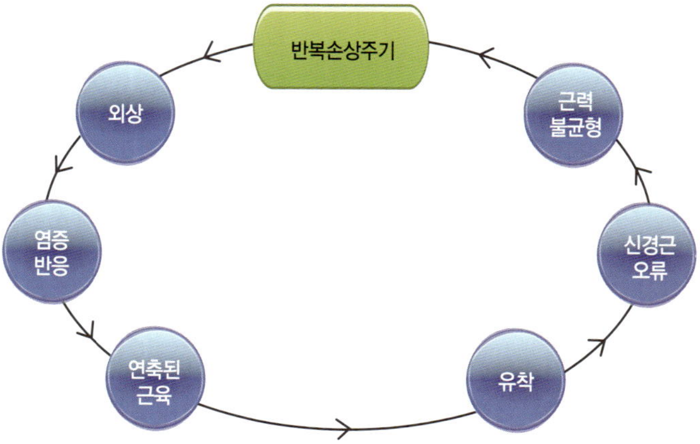

그림 1–2

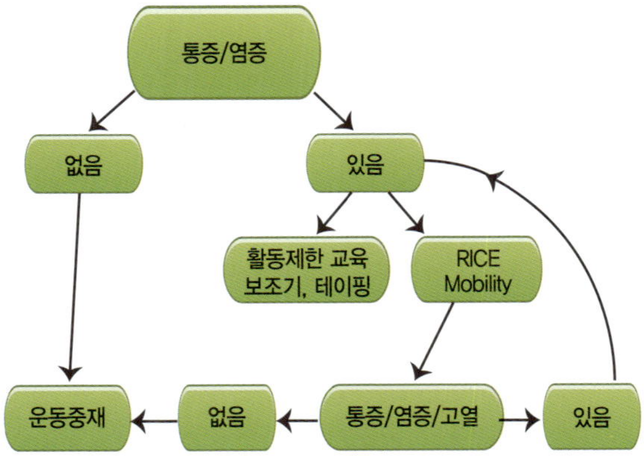

그림 1-3

할 것은 보호, 휴식, 냉, 압박, 올림, 가동술 등을 통해 염증 및 통증을 중재하고, 염증과 통증이 감소되었을 때 바로 운동중재를 시작하는 것이다. 만약 염증과 통증이 없는 상태라면 운동 기반의 중재를 바로 들어가면 된다.

3 좋은 움직임을 몸에 익혀라

운동을 하는 선수나 일반인들이 자주 범하는 실수 중 하나는 운동의 양적인 면에 집중을 하는 것이다. 예를 들어 스쿼트 운동을 할 경우 '몇 킬로그램을 몇 번 들었는지'에 집중하거나, 걷기 운동 시 '오늘은 30분을 빠르게 걸었다'라는 양적인 것에 집중을 한다. 스쿼트나 걷기의 양을 말한다는 것은 올바른 스쿼트, 올바른 걸음걸이로 운동을 하고 있다는 전제 조건을 포함하고 있는 것이다. 올바르지 않은 신체상태에서 운동을 할 경우 운동의 양을 말하는 것은 현명하지

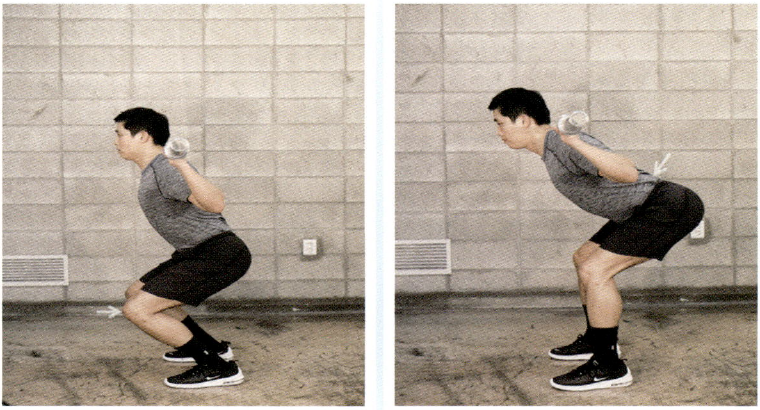

무릎을 이용한 스쿼트 엉덩이를 이용한 스쿼트

그림 1-4

않은 운동법이다. 정확한 스쿼트 동작을 자신의 체중을 이용하여 할 수 있는 사람이 어깨에 바벨과 덤벨을 올려 운동강도를 증가시키는 것이 이상적이다. 운동은 기초가 탄탄하지 않으면 중간 이상의 난이도에서 부상이 나타나거나 경기력 저하 및 정체의 원인이 된다. 지금 내가 하고 있는 운동들을 올바른 동작으로 수행하고 있는지 확인해 보는 것이 선행되어야 한다.

4 가능하면 자주 움직여라

좋은 움직임과 운동이 몸에 익혀졌다면 가능한 자주 많이 움직여서 몸을 강하게 건강하게 단련해야 한다. 일주일에 3회 운동만으로는 운동의 양이 부족하기 때문에 일상생활 중에 몸을 이용한 활동들을 활발하게 하여 지속적으로 건강한 움직임을 만들어야 한다. 19세기 우리의 삶은 주로 농경 사회를 이루고 살아왔기 때문에 육체노동이 주된 생활 방식이었다. 그렇기 때문에 대부분의 사람들은 신체활동, 육체노동이 부족하지 않은 생활을 해왔으나, 현재의 생활은 절대적으로 신체활동이 부족한 생활을 하고 있다. 따라서 일상생활 중 가능하면 자주 많이 움직일 수 있게 생활화하는 것은 건강을 위한 필수요소라 할 수 있다.

5 좋은 동작에서 자신의 한계를 조금씩 향상시켜라

우리 몸의 건강은 어느 관점에서 바라보는지에 따라서 완전하게 달라진다. 정형외과적 시야에서 각각의 관절에서 통증이 없는 상태가 건강한 관절의 기준이 될 수 있다. 따라서 통증이 있으나 통증을 피하는 보상 동작을 하고 있는 경우에도 정형외과적 관점에서는 신체적인 문제가 없는 것으로 판단될 수 있다. 그러나 통증을 피하기 위한 움직임만을 취할 경우 관절과 근육, 인대의 통증을 상쇄시킬 수는 있지만, 이로 인해 좋지 않은 움직임의 보상작용이 생겨 양질의 활동력이 결핍될 수 있다. 통증 조절이 목적일 경우 이러한 조언이 큰 문제가 되지 않을 수 있지만, 통증이 없어진 이후 통증 이전의 정상적인 움직임도 동시에 회복이 되어야 한다는 조언이 추가적으로 필요하다. 또 다른 관점인 내과적인 진단에서 운동에 관한 처방은 주로 많이 움직이고 운동하라는 조언이 제시된다. 내과적인 관점에서는 대사질환, 심혈관계 질환을 예방하기 위해 운동은 필수적 요소이기 때문이다. 무릎과 허리 부상에 의해 생명의 지장이 거의 없기 때문에 일반적으로 움직임을 추천하는 경우가 많다. 하지만 심혈관계의 문제는 생명과 직결되기 때문에 운동과 신체활동의 적극성은 더 강하게 요구되는 것이 최근의 경향이다. 이처럼 건강을 관리하는 데 있어 매우 직접적인 영향을 미치는 공간인 병원에서도 각각의 분야에 따라 운동을 접근하는 관점이 다양하기 때문에 환자를 관리하는 분야의 특성과 고객(환자)의 상태에 적합한 건강 관리를 하는 것이 필요하다. 또한 트레이닝의 관점에서 점증성의 원리는 반드시 고려되어야 하는 요소이다. 점증성의 원리는 운동 시 현재 신체 상태에 자극을 줄 수 있는 적절한 부하가 신체에 노출되었을 때 신체 발달 및 건강 향상을 기대할 수 있다는 원리이며, 이는 신체에 자극이 되지 않는 낮은 강도의 스트레스나 또는 동일 강도의 부하가 오랜 기간 사용될 경우 더 이상의 신체발달은 기대할 수 없음을 의미한다. 이러한 점증적 원리에서 운동자극은 단순하게 저항의 크기만을 고려할 수도 있지만, 고객에게 노출는 '새로운 운동환경'이나 '새로운 운동형태' 또한 신체 발달을 유도할 수 있는 스트레스가 될 수 있기 때문에 이러한 요소들은 점증성의 원리에 반드시 고려되어야 한다.

제 2 장

근골격계 기능약화의 솔루션

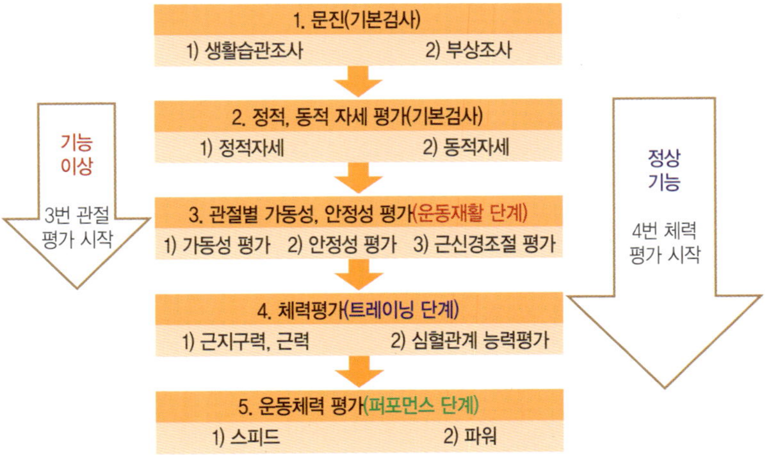

그림 2-1

측정과 평가는 시스템에 의해 체계적으로 이루어져야 한다. 시스템 기반의 평가가 실시되지 않을 경우 반드시 필요한 검사를 하지 않게 되거나 불필요한 검사들을 실시하게 되는 문제가 나타날 수 있다.

"대다수의 트레이너, 체력코치, 퍼포먼스 코치들은 꼭 필요한 검사보다는 현재 현장에서 빈번하게 사용되는 평가를 나열해서 검사하는 오류를 범하는 경우가 있다. 시스템적 평가가 아닌 방법은 측정과 평가를 통해 알고자 하는 정보를 얻는 데 어려움이 있을 수 있다." 시스템에 의한 체계적 평가가 이루어졌을 때 문제점을 파악하기가 쉽다. 이러한 이유로 그림 2-1에서처럼 1. 문진, 2. 정적/동적 자세 평가, 3. 관절별 가동성/안정성 평가, 4. 체력 평가, 5. 운동체력 순으로 평가가 진행되어야 한다. 그림처럼 1번 문진에서 시작하여 5번 운동체력 평가까지 검사 평가의 시스템을 만들고 각각의 항목에서 합격과 불합격에 의해 다음 단계로 진행여부가 결정된다. 근골격계 기능평가에서 특히 중요한 부분은 2번 정적, 동적 자세 평가 단계이며, 이 단계에서 기능이상이 발견될 경우 3번 관절별 가동성, 안정성 평가가 진행되어야 하며, 반대로 기능이상이 발견되지 않을 경우 곧바로 4번 체력 검사가 진행되어야 한다.

1 평가가 없으면 해답도 없다

건강한 운동을 지도하기 위해서 가장 중요한 요소가 무엇일까? 아마도 이 질문에 대한 정답은 정확한 평가가 아닐까 생각된다. 운동을 효과적으로 지도하기 위해서는 회원(선수)의 몸 상태를 정확하게 아는 것이 필요하다. 현재 직업들 중 전문직들을 살펴보면 평가를 정밀하게 하며, 정확한 평가에 많은 노력을 기울이고 있다. 정확한 평가는 문제를 해결하는 열쇠가 되기 때문에 소홀히 다룰 수가 없는 것

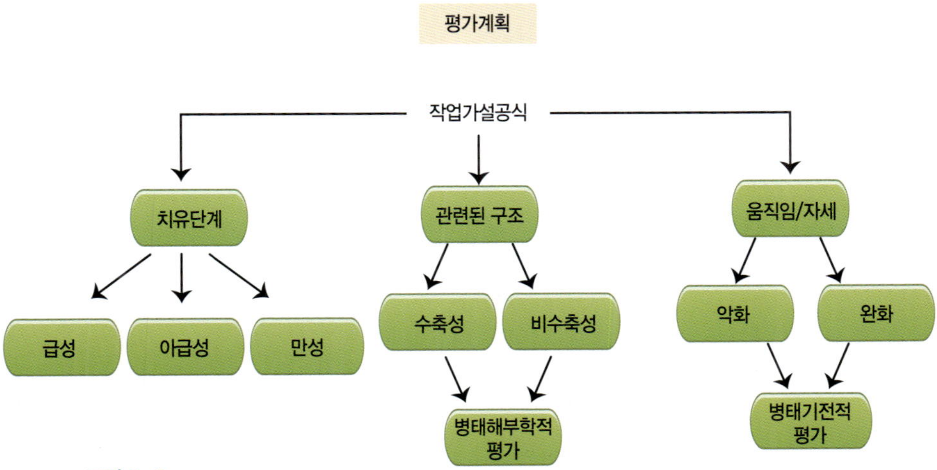

그림 2-2

이다. 의사, 스포츠 동작분석, 자동차 검사, 항공기 검사, 건물 진단을 하는 전문가 등이 이에 해당된다고 할 수 있다.

정확하게 평가하고 운동 중재를 하기 위해서는 평가를 기획하는 단계가 매우 중요하다. 평가 계획 중 작업가설의 공식에서 '치유단계'는 급성, 아급성, 만성으로 구분되며, '관련된 구조'에서는 수축성과 비수축성을 구분하여 병태해부학적 평가를 한다. 움직임, 자세를 취했을 경우 상태가 악화되는지 아니면 상태가 완화되는지를 확인하여 병태기전적 평가를 한다. 위와 같은 평가를 통해서 계획하여 측정하고 평가하는 순서가 필요하다.

평가는 객관화된 자료를 얻기 위해서 실시된다. 주관적인 자료로는 회원의 기능부전의 문제와 만성적인 움직임 문제를 정확하게 평가하기 힘들다. 평가는 운동 프로그램을 디자인하기 위해서 한다. 운동 프로그램을 작성하기 위해서는 회원의 건강, 체력 문제를 정확하게 확인하고, 좋고 나쁨의 정도를 파악해야 한다. 계층화라

＊ 왜 측정을 해야 하는가?

- 객관성을 갖기 위해
- 프로그램을 계획하기 위해
- 현재의 기능적 능력을 알기 위해
- 평가의 재감사로 측정, 평가의 정확성을 확인

그림 2-3

고 하는 것은 회원(선수)의 기능부전 및 체력을 정확히 평가하여 현재의 정확한 상태를 평가하는 것이다. 검사는 평가, 운동 프로그램 확인, 재평가 시 향상도를 확인하여 운동 프로그램의 재작성, 운동 방향성을 확인하는 것이 목적이다.

예를 들어 엘리트 선수가 슬럼프를 겪게 된다면 아마도 엄청난 스트레스를 함께 받을 것이다. 경기력이 감소되며 원하는 기술도 나오지 않게 된다. 이러한 문제를 해결하기 위해서는 정확한 평가가 필요하다. 평가를 하기 위해서는 무엇을 진단하게 될지를 결정하는 것이 필요하다. 정확한 평가는 크게 부상, 체력, 기술적 문제로 구분할 수 있을 것이다. 첫 번째 검사는 병원의 의학적 검사를 통해 부상을 진단하는 것이 필요하다. 두 번째는 체력적인 문제를 검사하기 위해서 움직임과 체력을 평가하는 것이 필요하다. 세 번째는 기술적인 결합에 의해 나오는 문제일 가능성이 높기 때문에 기술적 분석이 필요하다. 이 세 가지 검사를 통해 슬럼프에 가장 큰 영향을 미치는 요소를 결정해야 선수를 회복시킬지에 대한 계획이 나올 수 있다. 이런 계획이 없다면 필요하지 않는 부분에서 많은 시간을 소비하면서 효율적인 해답을 찾기 어려울 것이다.

일반적인 문진을 통해 회원(선수)의 과거 부상 및 운동에 대한 강도 빈도 등을 확인하고 어떤 검사를 통해 평가를 할지 결정을 하게 된다. 평가에는 '주관적 평가'와 '객관적 평가'가 있다. '주관적 평가'는 위에 설명한 문진에 의해 평가를 하는 것이고 '객관적 평가'는 아래의 검사들이 일반적으로 하는 객관적인 평가들이다.

2 정렬 평가

자세정렬의 평가는 객관적인 평가의 기본이 된다. 자세 평가는 근골격계적인 문제를 찾고 해결하는 중요한 정보가 담겨 있는 자료이다. 근육의 단축과 신장은 근육의 협응성에 의한 결과물로 자세정렬의 결과로 나타난다. 그림 2-4처럼(근육 불균형의 악순환) 잘못된 자세는 근육의 불균형 → 관절의 기능이상(기능장애) → 비정상적인 움직임 패턴 → 통증 유발 과정을 거치게 된다. 따라서 올바른 자세를 만든다는 것은 잘못된 자세를 통한 최종적 산물인 '통증'을 조절하는 매우 중요한 요소인 것이다.

자세 평가만을 통한 운동 프로그램 처방은 정확한 운동 처방이 되지 못할 가능성이 크다. 자세 평가는 전체적인 모습(큰 그림)을 보는 수준으로 평가하는 것이 좋다. 자세는 시시각각 변해가는 특징이 있기 때문에 자세 평가만을 가지고 근골격계의 문제를 평가하는 것은 회원(선수)의 문제를 해결하지 못하는 운동 프로그램이 구성될 가능성이 높다. 정확한 운동 프로그램을 처방하는 것은 다음의

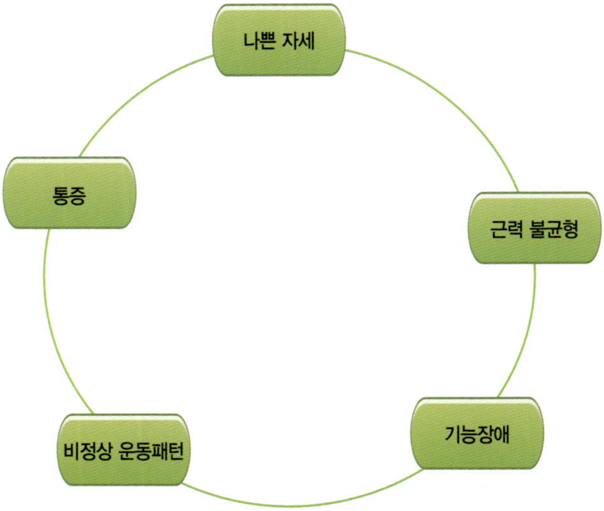

그림 2-4 근육 불균형의 악순환

검사들(그림 2-5)이 이루어져야 나오게 된다.

발목 정렬 평가는 발이 보행 시 지면에 접촉되는 부위이기 때문에 중요한 부위이다. 발목의 불안정성 및 부정렬은 발목, 무릎, 허리의 손상을 일으키는 데 원인이 된다. 따라서 간략하게 발바닥의 압력 분포와 아킬레스의 정렬을 검사하는 것은 보행, 달리기 고강도 트레이닝에서 손상의 위험을 줄일 수 있는 좋은 방법이다.

아킬레스의 정렬은 신발과 양말을 벗은 상태에서 종아리의 중심부와 종골의 중심부의 선을 연결해 보면 확인이 가능하다. 정상 또는 회내, 회외로 구분이 가능하다. 발바닥의 압력 확인은 족압 검사기를 이용하는 것이 가장 편리하다. 만약 검사기가 없는 상황에서 평가를 한다면 측면 자세 검사를 통해 족압의 분포를 유추할 수 있을 것이다. 예를 들어 측면 자세의 시점에서 체중이 전방으로 기

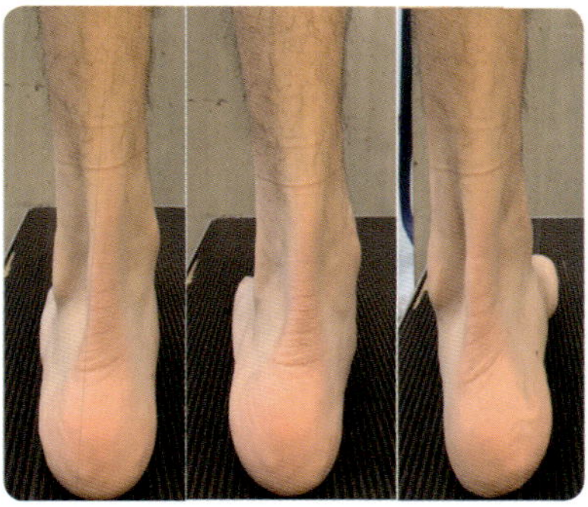

아킬레스의 정렬 확인

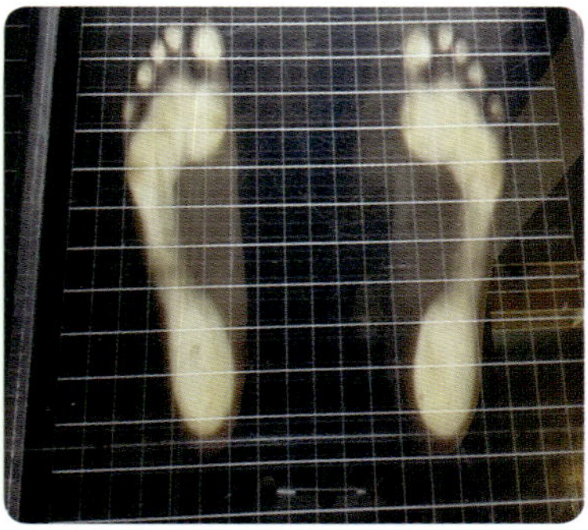

발바닥의 압력 확인

그림 2-5

울어진 현상이 나타나면 발의 앞쪽에 체중이 치우쳐져 있을 가능성이 높기 때문에 종아리와 아킬레스에 부담을 될 수 있다. 이것은 족앞의 분포가 시선방향에서 앞쪽으로 높을 것이라고 우회증명하는 방법이 된다.

3 가동성과 안정성

가동성은 움직이는 능력을 말하며, 안정성은 신체나 관절의 움직임 발생 시 균형을 유지하는 능력을 의미한다. 회복운동에서 일반적으로 범하는 실수는 가동성의 문제를 안정성으로 해결하는 것이다. 운동의 우선순위는 가동성 → 안정성 순서로 진행해야 한다.

가동성을 이해하기 위해서는 각각의 관절가동범위를 아는 것이 필요하다. 1) 능동적 움직임(active movement), 2) 수동적 움직임(passive movement), 3) 탄성 저항지점, 4) 해부학적 끝지점과 같은

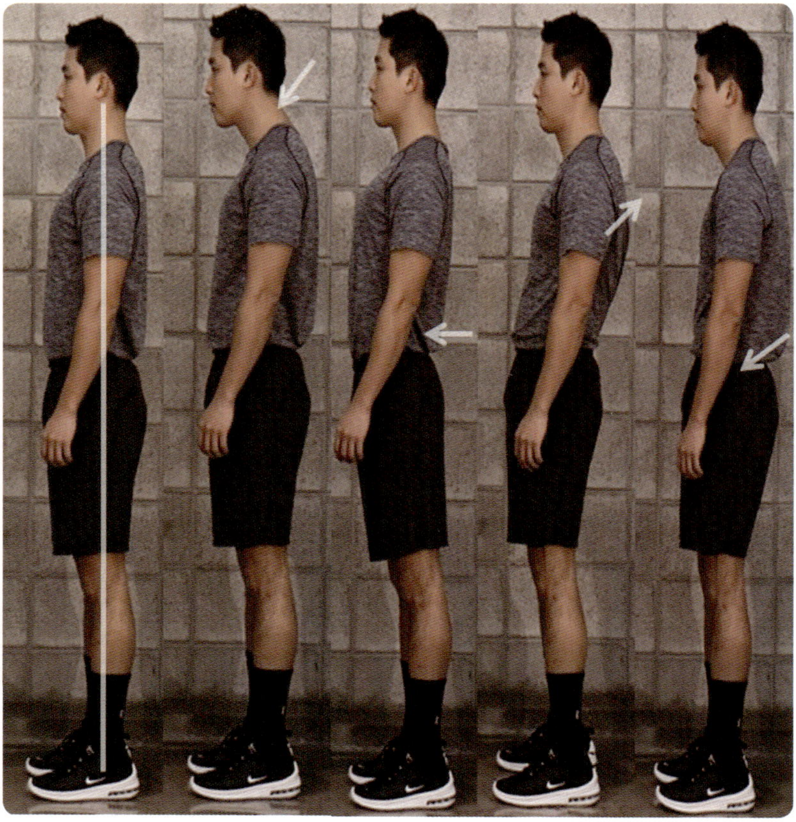

그림 2-6

수준을 구분하고 파악해야만 올바른 가동성을 확인하는 기초가 될 수 있다. 1)~5)의 각각의 영역에서 가동성이 부족할 때 적용하는 운동중재들이 조금씩 다르기 때문에 영역을 구분할 수 있어야 한다.

이렇게 우선순위를 만들기 위해서는 정량적인 평가가 이루어져야 가능하다. 가동성과 안정성의 스펙트럼을 살펴보면 그림 2-8처

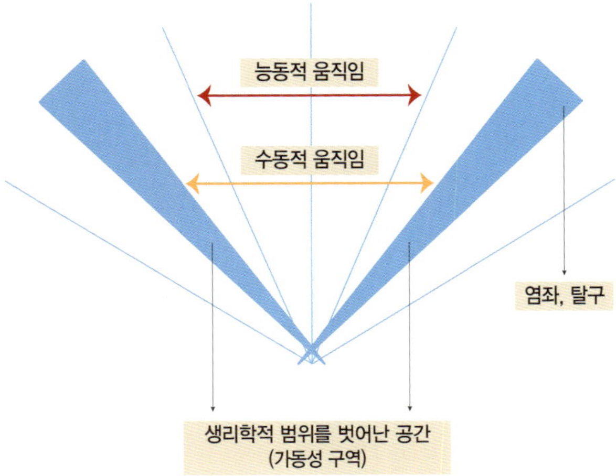

그림 2-7

럼 움직임이 부족한 것은 저가동성이 되고, 과도한 움직임이 생기는 것은 과가동성이 생기게 되므로 '최적의 가동성'은 적절한 움직임의 양을 가지고 있는 상태이다.

안정성은 움직이지 않는 것이 아니라, 사지의 움직임(운동) 중 코어의 안정성이 무너지지 않게 하는 것이다. 사람이 걷거나 달릴 때 팔과 다리는 파워풀하게 움직임을 만들어내지만 코어는 항상 중심을 잡아주는 역할을 하는 것이 안정성이다. 안정성 운동은 트레이닝 상태에 따라서 등척성에서 등장성, 신장성 운동으로 점진적으로 향상시키는 것이 올바른 훈련법이다. 인체의 안정성은 로컬(local) 근육(인체 안쪽의 안정성)과 글로벌(global) 근육(인체 바깥쪽의 안정성)으로 구분된다. 안정성 운동을 할 때에는 로컬 근육의 발달을 통해 척추체들의 안정성을 만들고 글로벌 근육의 발달로 허리, 골반의 안정성을 만드는 것이 일반적이다. 따라서 회원(선수)의 안

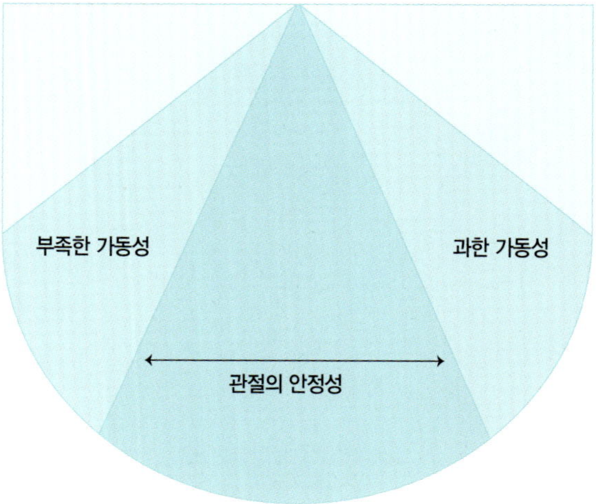

그림 2-8

정성을 평가할 때는 로컬 근육과 글로벌 근육의 안정성을 각각 검사해서 평가를 하는 것이 필요하다. 드로우인 기법은 효과적인 안정성 평가이자 운동이 될 수 있다. 드로우인(draw-in) 검사 또는 운동 중에 복부가 갈비뼈보다 더 높게 형성될 경우 척추 분절 안정화가 잘 안 되고 있는 것으로 평가할 수 있다. 만약 회원(선수)이 드로우인 중에 이러한 오류가 생긴다는 것은 회원(선수)이 강도 높은 트레이닝을 수행할 때, 잘못된 브레이싱 방법을 통해 호흡을 중지하여 안정성을 잡으려는 확률이 높아질 수 있음을 유추할 수 있다.

가동성, 안정성 그리고 근-신경 조절은 각각의 고유한 성질을 가지고 있다. 근-신경 조절은 중추신경과 말초신경에서의 정보가 올바르게 주고받는 것을 정상적인 근-신경 조절이라고 한다. 이 세 가지의 영역은 각각 고유의 성질을 가지고 있으나, 인체가 움직일 때에는 두 가지 또는 세 가지 항목이 서로 혼재되어 있다는 것

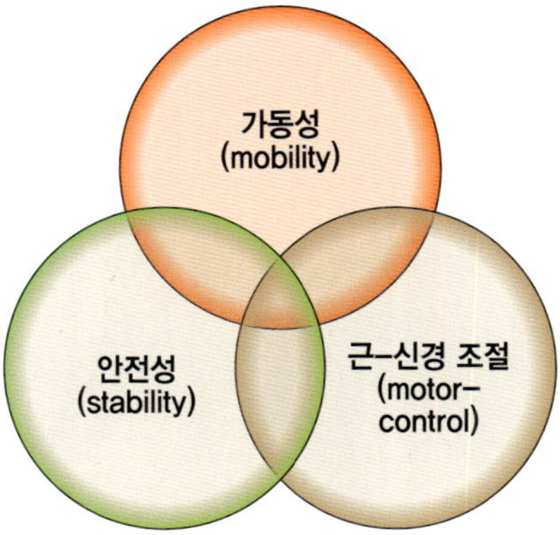

그림 2-9

도 고려하고 있어야 한다.

인체의 관절은 크게 '가동성 관절'과 '안정성 관절' 두 가지로 분류할 수 있다. 둘 중에 한쪽의 성향을 더 많이 가지고 있는 것으로 구분한다. 인체의 기능적 문제를 평가하기 위해서는 가동성과 안정성에 의해 검사를 하고 평가를 하게 되면 보다 간결한 결과를 얻을 수 있으며, 회복 운동의 방향성을 잡는 데 매우 중요한 자료가 된다. 인체의 관절 중 가동성과 안정성은 다음과 같이 분류된다. 1) 발가락-가동성, 발바닥-안정성, 2) 발목-가동성, 3) 무릎-안정성, 4) 고관절-가동성, 5) 골반, 요추-안정성, 6) 흉추-가동성, 7) 견갑골-안정성, 8) 경추 하부-안정성, 9) 경추 상부-가동성, 10) 어깨관절-가동성, 11) 팔꿈치-안정성, 12) 손목-가동성, 13) 손바닥-안정성, 14) 손가락-가동성 관절이다.

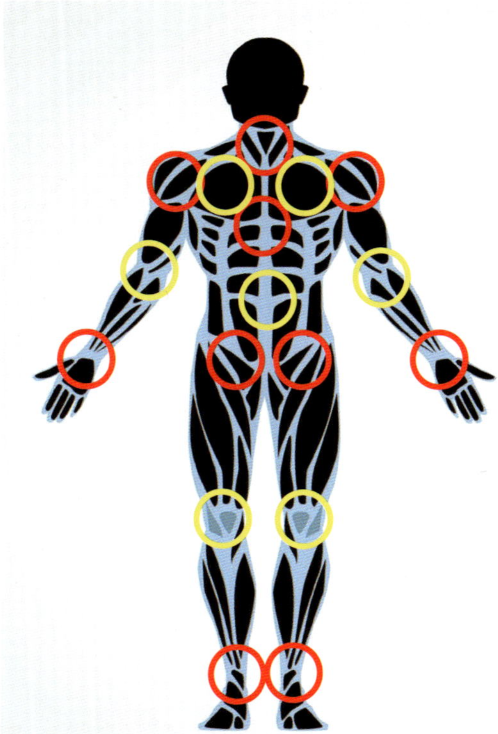

그림 2-10

4 운동제어(근-신경 통제)의 관리

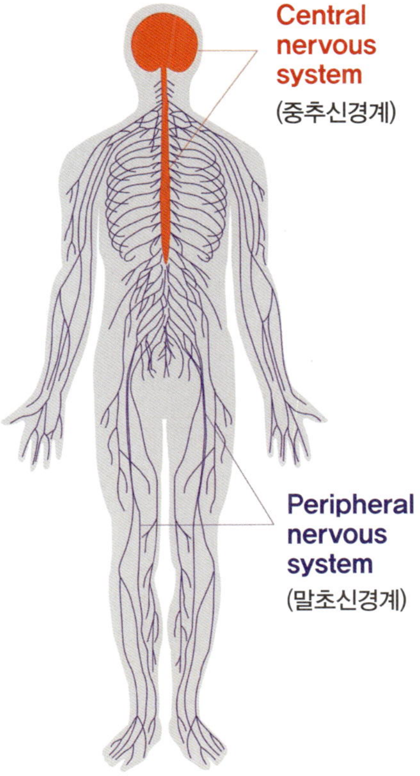

그림 2-11

운동제어를 이해하기 위해서는 근-신경 통제의 과정을 이해하는 것이 필요하다. 신경체계는 크게 중추신경(CNS: central nerve system)과 말초신경(PNS: peripheral nervous system)으로 나뉜다. 중추신경은 뇌와 척수, 말초신경은 중추신경을 제외한 사지로 나가는 신경을 말한다. 중추신경과 말초신경은 구심성(afferent: 말초에서 중추로 정보전달)

과 원심성(effernet: 중추에서 말초로 정보전달)으로 구분되는데, 구심성은 몸의 감각과 내장감각에 의해 정보를 보내고 원심성은 운동신경으로 운동의 명령을 내리는 역할을 하며, 자율신경(ANS: autonomic nerve system)과 체성신경(somatic nerve system)으로 나누어 진다. 체성신경은 근골격계의 수축과 이완을 담당하는 기관이며 수의적 움직임이 일어난다.

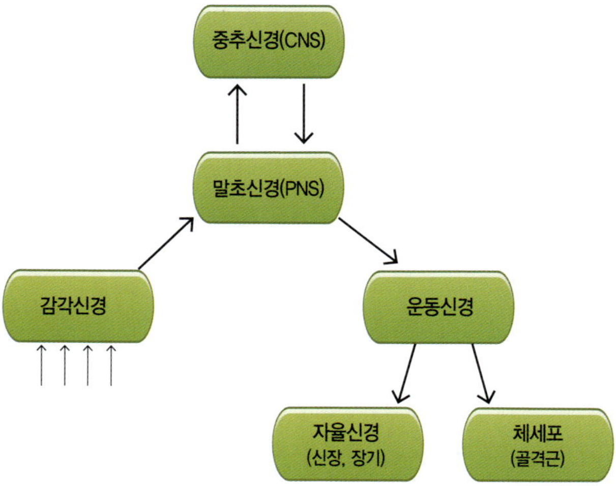

그림 2-12

인체의 기능부전은 어느 한 부분의 문제로 만들어지는 것이 아니다. 관절은 본래의 성향(가동성, 안정성)을 가지고 있으나 이것은 생활습관, 부상, 보상작용, 잘못된 운동(움직임)에 의해 변화될 수 있다. 이런 변화는 관절 스트레스를 크게 만들거나 효율성이 떨어지게 만들어 부상이 발생되거나 스포츠 경기력이 떨어지는 결과를 가져온다. 따라서 근골격계의 최적의 건강 및 효율성은 관절이 가지고 있는 본래의 성향, 즉 가동성과 안정성을 지키는 것이 될 수 있다. 또한 이러한 움직임에서 가동성과 안정성의 비율을 중추신경계에서 얼마나 조절하면서 움직임으로 만들어 내는지가 매우 중요하다. 움직임의 각도에서 각각의 관절의 적절한 비율을 지키고 변화시키는 것이 운동제어의 관리이다.

올바른 어깨관절의 움직임을 위해서는 어깨관절의 가동성이 필요하고 견갑골이 위치는 흉곽에 안정적으로 위치해야 한다. 만약 어깨와 견갑골(관절와의 구)의 공간이 적절하게 확보되지 않거나 견갑상완 리듬에서처럼 적절한 간격을 유지하지 못하게 되면 충돌증후군과 같은 부상의 원인이 될 수 있다. 또한 어깨가 외전될 때 견갑골이 흉곽에 적절하게 안정화되지 않으면 어깨와 견갑골이 서로 가까워지게 되어 서로 부딪치게 되는 결과를 가져온다. 이런 움직임의 조절능력이 바로 운동제어를 말하는 것이다.

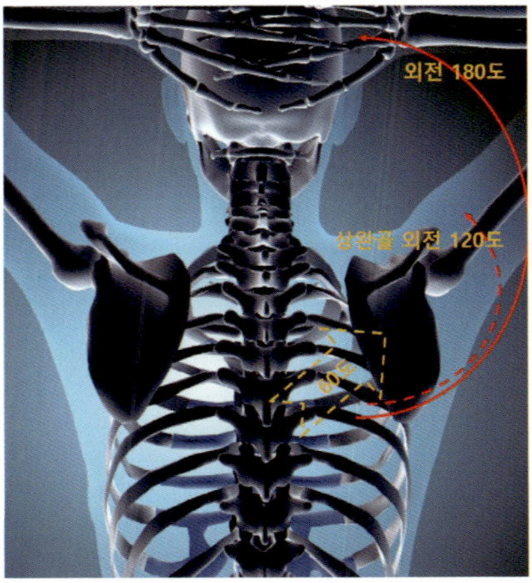

그림 2-13

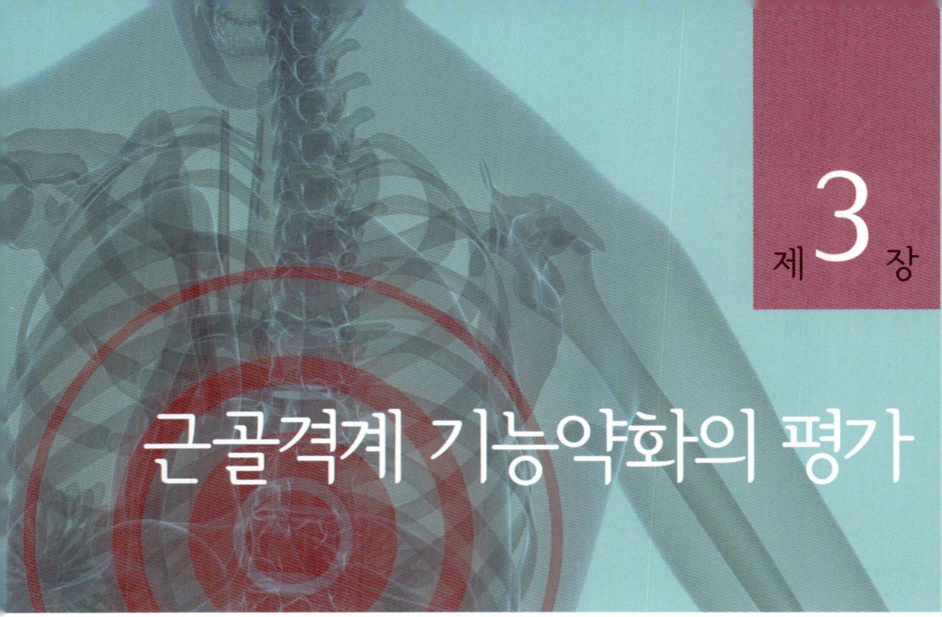

제 3 장 근골격계 기능약화의 평가

근골격계 기능평가를 위해서는 정적 자세의 평가가 가장 우선되어야 한다. 일상생활 중 가장 많은 시간 동안 유지되는 정적 자세가 좋지 않을 경우 근육, 인대, 관절낭 등의 스트레스가 증가하게 되며 이로 인해 근력 밸런스가 무너지게 되는 원인이 된다. 따라서 정적 자세 평가를 통해서 회원(선수)의 생활 습관 중 근육의 균형이 확인되어야 한다. 하지만 정적 자세 평가는 연부조직들의 단축과 신전의 결과물이기 때문에 자세 평가로 모든 것을 해결하는 접근은 정확한 운동 프로그램을 만들기에는 충분치 않다. 올바른 신체의 중립자세의 인지능력 유/무를 함께 평가하는 것이 운동 프로그램 구성에 도움이 될 수 있다. 물론 많은 임상 경험이 있다면 바로 운동 프로그램을 작성할 수도 있을 것이다. 조금 더 정확한 운동 프로그램을 작성하기 위해서는 가동성과 안정성을 각각 검사하는 것이 필요하다.

1 정적 자세 평가

일반적인 전문서적에서 정적 자세 평가는 많은 정보를 담고 있으나, 이 책에서는 자신의 자세를 정확하게 인지하고 있는지 그렇지 않은지를 평가하는 데 초점을 둔다. 만약 정확한 자세를 교육받고 자세를 취할 수 있다면 '신체에 대한 인지의 문제'일 가능성이 높고, 이와 반대로 자세를 취할 수 없다면 '근육의 밸런스가 무너져 있는 것' 이라고 판단할 수 있게 된다. 정형외과적으로도 측면 자세의 정렬과 부상의 관련성은 약 70% 정도가 되는 것으로 보고되고 있다. 따라서 측면 자세를 정확하게 판단하는 것은 근-골격계 문제를 찾고 해결하기 위해 매우 중요한 평가가 될 것이다.

정적 자세가 변화하게 되는 요인은 여러 가지가 있으나 일반적으로 아래의 다섯 가지 요인을 원인으로 본다.

- 습관적인 움직임 패턴
- 반복된 움직임에 따른 움직임 패턴의 변화
- 손상에 따른 움직임 패턴의 변화
- 수술로 인한 움직임 패턴의 변화
- 완치되지 않은 손상으로 인한 움직임 패턴의 변화

이러한 요인을 관리하는 것이 정적 자세를 균형 있게 만들 수 있는 방법이다. 위에 언급한 다섯 가지 원인으로 인해 단축하기 쉬운 근육(과활동 근육)과 신장되기 쉬운 근육(저활동 근육)을 이해하고 있다면 운동 프로그램을 디자인하는 데 있어서 매우 편리할 것이다. 사람의 근육은 단축되기 쉬운 근육과 이완되기 쉬운 근육이 있다.

표 3-1 단축되거나 신장되는 경향이 있는 근육

일반적으로 단축된 근육	일반적으로 신장된 근육
장딴지근(Gastrocnemius)	앞정강근(Anterior tibialis)
가자미근(Soleus)	뒤정강근(Posterior fibialis)
모음근(Adductors)	앞쪽넓은근(Vastus Medialis Oblique, VMO)
넙다리뒤근(Hamstrings)	큰/작은 볼기근(Gluteus maximus,medius)
허리근(Psoas)	배가로근(Transverse abdominis)
넙다리근막긴장근(Tensor fascia latae)	배속빗근(Internal oblique)
넙다리곧은근(Rectus femoris)	뭇갈래근(Multifidus)
궁둥구멍근(Piriformis)	앞톱니근(Serratus anterior)
허리네모근(Quadratus lumborum)	위/아래 등세모근(Middle/lower trapezius)
척추세움근(Erector spinae)	마름근(Rhomboids)
큰/작은 가슴근(Pectoralis major/minor)	작은원근(Teres minor)
넓은등근(Latissimus dorsi)	가시아래근(Infraspinatus)
큰원근(Teres major)	뒤어깨세모근(Posterior deltoid)
위어깨뼈(Upper trapezius)	깊은목굽힘근(Deep cervical flexors)
어깨올림근(Levator scapulae)	
목빗근(Sternocleidcmastoid)	
목갈비근(Scalenes)	

1) 정적 자세 정면

정면 평가에서는 양쪽 귀, 어깨, 골반, 무릎의 수평선을 살펴보고 수직선은 코, 흉골, 배꼽, 양발의 간격을 평가하면 된다. 정적 자세 정면에서의 평가는 몸의 균형이 무너진 것을 평가하는 데 주로 사용하며, 직접적으로 운동 프로그램을 만드는 데 참고하지는 않는다.

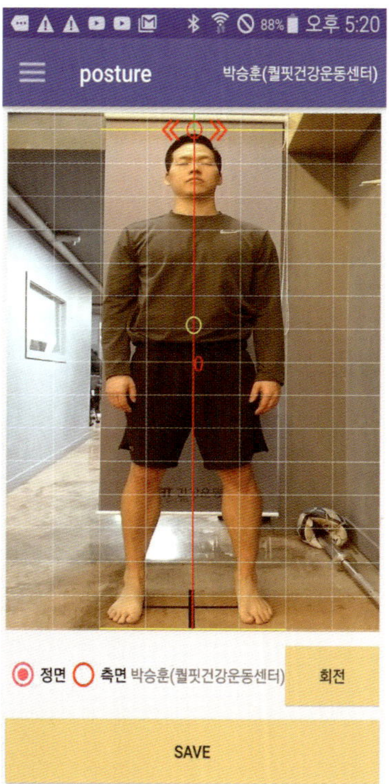

[정면자세의 평가]

1. 높이의 평가
   1) 무릎의 높이
   2) 골반의 높이
   3) 가슴의 높이
   4) 어깨의 높이
   5) 귓불의 높이

2. 좌우 평가
   1) 무릎의 좌우 차이
   2) 골반의 좌우 차이
   3) 가슴의 좌우 차이
   4) 어깨의 좌우 차이
   5) 눈의 좌우 차이

그림 3-1

2) 정적 자세 측면

측면 평가에서는 거북 목의 정도, 라운드 숄더, 굽은 등, 골반의 전방 후방 경사, 무릎의 신전 굴곡 등을 평가하여 해당 관절의 만성적 변화를 평가한다. 무릎은 과신전과 굴곡이 있는지를 확인하고 골반은 전방 경사와 후방 경사가 있는지를 확인한다. 요추부, 흉추부는 전만과 후만이 있는지를 확인한다. 견갑골은 라운드 숄더가 있는지, 거북목이 있는지 이렇게 확인한다. 각각의 영역에서 가장 두드러지게 안 좋은 곳을 우선순위로 선정한다.

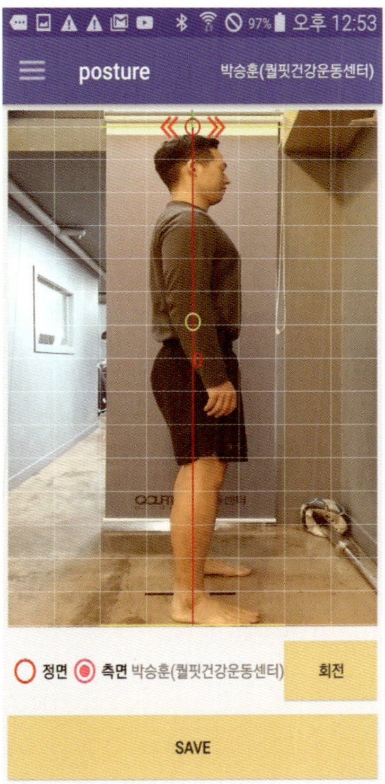

[측면자세의 평가]
★★★ : 매우 중요함

1. 높이의 평가
   1) 전상장골극의 높이

2. 앞뒤의 평가
   1) 무릎의 중간
   2) 대전자
   3) 몸통의 중간
   4) 어깨의 중간
   5) 귓불

그림 3-2

2 동적 움직임 평가

동적 움직임 평가는 가동성과 안정성의 정도를 파악하는 데 매우 효과적이다. 다른 많은 정보가 담겨 있으나 위의 두 가지 정보가 가장 정확하게 평가되는 검사이다. 동적 움직임을 평가하는 데 있어서 운동 사슬 체크 포인트인 발과 발목, 무릎, 허리–골반–엉덩이 복합체(LPHC), 어깨와 목(목뼈)은 필수 사항이다.

1) 딥 스쿼트 정면

정면검사에서는 스쿼트 중 좌우 근육이 밸런스를 잡으면서 움직이는

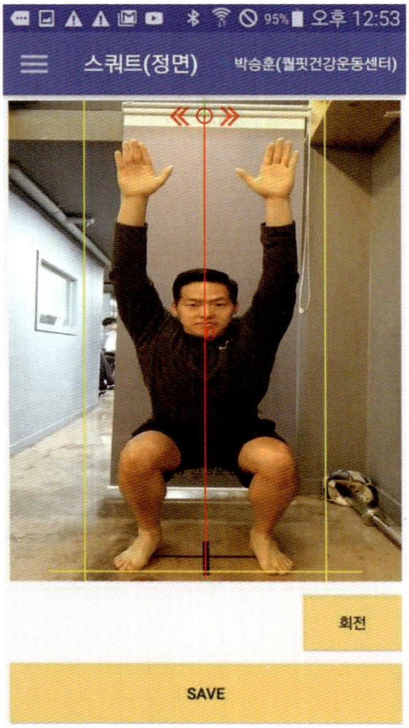

1. 딥 스쿼트 동작에서 좌우의 밸런스를 검사한다.
2. 발, 발바닥, 무릎의 좌우 정렬
3. 무릎과 고관절의 좌우 정렬
4. 몸통과 어깨의 좌우 정렬

그림 3–3

지를 확인하면 된다. 무릎의 좌우 움직임, 고관절의 좌우 움직임, 어깨의 좌우 움직임, 양팔의 좌우 움직임이 균형을 평가한다. 이 움직임에서 균형이 깨어져 있다면 고관절의 움직임 밸런스에서 문제가 생겼을 가능성이 크다.

2) 딥 스쿼트 측면

측면 스쿼트 검사에서는 발목, 고관절, 어깨 가동성을 평가하며, 코어의 약화 또는 요추부의 전만 혹은 후만이 있는지를 확인한다. 깊게 앉는 동작이 안 될 때는 가동성이 부족한 경우가 많으며, 요추부의 전만과 후만은 코어 안정성이 부족하다는 것을 의미한다.

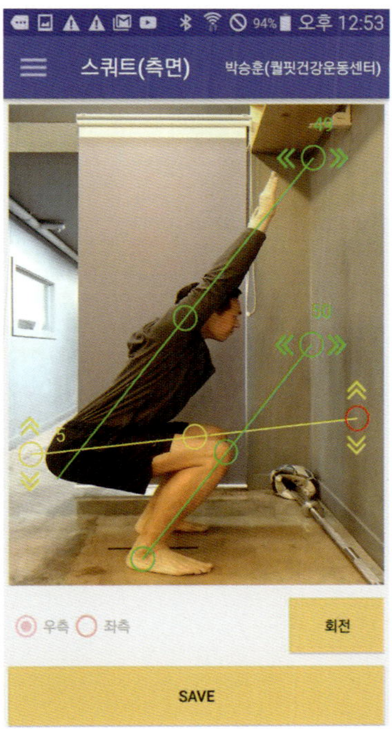

★★★ : 매우 중요함

1. 딥 스쿼트는 스쿼트의 동작을 확인하고 가동성 문제가 있는 관절을 확인
2. 딥 스쿼트의 패턴을 검사하여 발목, 고관절, 어깨 관절의 가동성을 확인
3. 요추부의 아치를 확인하여 안정성의 문제를 확인

그림 3-4

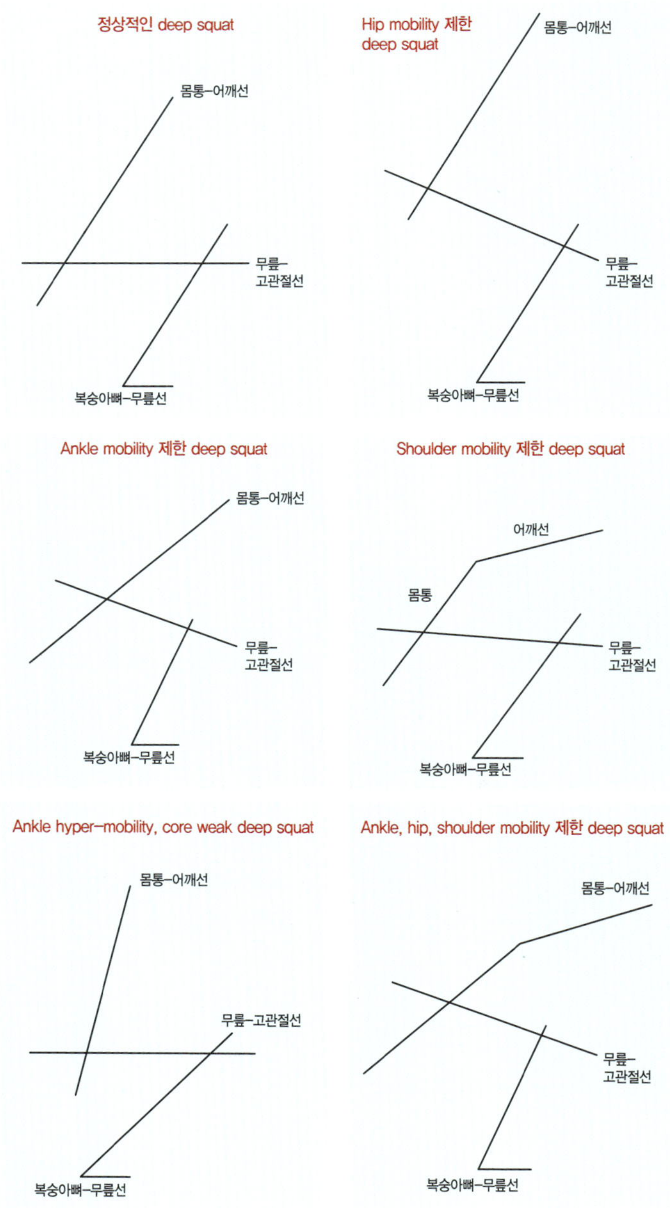
정상적인 deep squat
몸통-어깨선
무릎-
고관절선
복숭아뼈-무릎선
Hip mobility 제한
deep squat
몸통-어깨선
무릎-
고관절선
복숭아뼈-무릎선
Ankle mobility 제한 deep squat
몸통-어깨선
무릎-
고관절선
복숭아뼈-무릎선
Shoulder mobility 제한 deep squat
어깨선
몸통
무릎-
고관절선
복숭아뼈-무릎선
Ankle hyper-mobility, core weak deep squat
몸통-어깨선
무릎-고관절선
복숭아뼈-무릎선
Ankle, hip, shoulder mobility 제한 deep squat
몸통-어깨선
무릎-
고관절선
복숭아뼈-무릎선

그림 3-5

3) 한 발 스쿼트 정면

한 발 스쿼트검사는 운동 프로그램을 만들기 위한 목적이 아닌, 고관절의 좌우 균형이 올바른지를 파악하는 것이 주요 목적이다. 따라서 무릎의 위치, 고관절의 기울어짐, 몸통과 골반, 고관절의 틀어짐을 확인하여 안정성의 밸런스 문제를 평가한다.

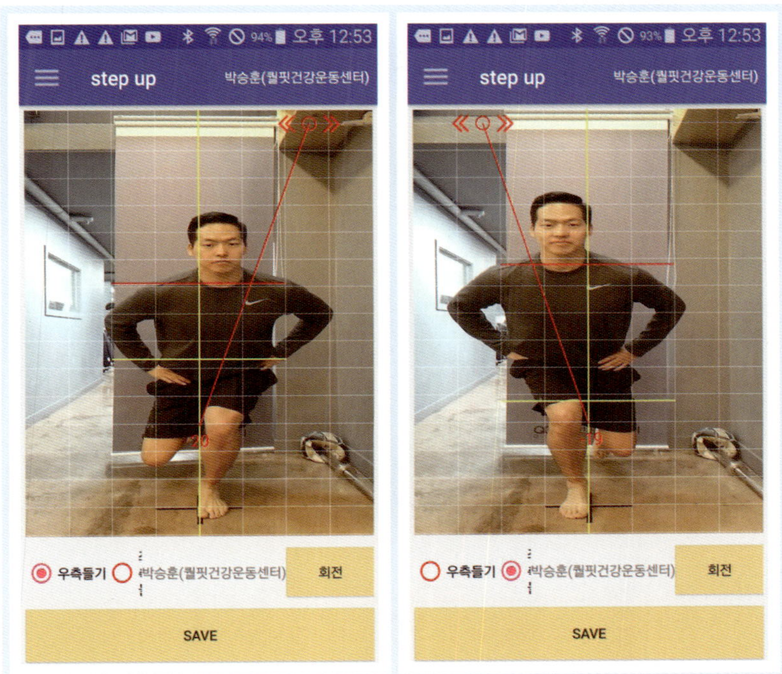

그림 3-6

3 가동성 평가

가동범위 평가는 유연성 평가의 기초이며 검사는 관절의 가동범위

(ROM: range of motion)로 측정한다. 인체의 관절은 각각 정상가동범위 기준을 가지고 있고, 정상범위가 유지되는 것은 근육과 건 그리고 인대의 힘 균형이 올바르게 잡혀 있다는 것을 의미한다. 따라서 각각의 정상적인 관절 가동범위를 평가하고 관리를 해야 부상을 예방할 수 있고, 경기력 향상을 위한 트레이닝을 진행하는 데 기초가

표 3-2 능동가동범위

관절	동작	
어깨	굴곡	0~180°
	신전	0~50°
	외전	0~180°
	내측회전	0~90°
	외측회전	0~90°
	굴곡	0~90°
팔꿈치	신전	0~160°
전완	회외	0~90°
	회내	0~90°
손목	굴곡	0~90°
	신전	0~70°
	외전	0~25°
	내전	0~65°
엉덩이	굴곡	0~125°
	신전	0~15°
	외전	0~45°
	내전	0~15°
	내측회전	0~45°
	외측회전	0~45°
무릎	굴곡	0~140°
발목	발바닥쪽굴곡	0~45
	발등쪽굴곡	0~20°°
발	내전	0~30°
	외전	0~10°

되는 중요한 자료가 된다. 최적의 근육 길이를 가지고 있는 관절의 가동범위는 최적의 근력을 발휘하며 부상을 예방할 수 있는 기초가 된다. 특별한 종목(체조, 피겨 스케이팅, 투척 종류의 스포츠)과 같이 직업적 특이성을 제외하면, 정상관절가동범위가 유지되는 것은 좋은 유연성을 가지고 있는 것으로 판단할 수 있다.

관절의 가동범위 레벨 평가

관절의 가동범위 레벨 평가는 참고문헌 등에 의한 절대기준을 통해 실시되지 않는다. 아래의 레벨 평가 자료는 관절별 재활프로그램을 참고하여 평균치를 만든 것이다. 또한 관절의 가동범위 레벨 평가는 관절의 가동범위의 정상과 비정상을 수준을 구분하고 가동범위수준이 어느 단계에 있는지 레벨을 나누는데 의미를 둔다. 유연성 운동 적용 시 회원(선수)의 상황과 요구에 따라 A 레벨까지 유연성을 만들어야 하는 경우도 있지만 일상생활을 하는 데 있어서는 B~C 레벨도 생활하는 데는 크게 문제가 없을 것이다. 관절의 가동범위 확보는 모

예시) 180도 각도 : 어깨 굴곡 / 125도 : 무릎 굴곡 / 90도 : 고관절 굴곡 / 45도 : 고관절 회전 / 20도 : 발목 저측굴곡

표 3-3

과가동성	정상 ROM (A level)	B level	C level	D level	F level	
180 이상	180	179~170	169~160	159~150	149~140	139 미만
125 이상	125	124~115	114~105	104~95	94~85	85 미만
90 이상	90	89~80	79~70	69~60	59~50	49 미만
45 이상	45	44~35	34~25	24~15	14~5	4 미만
20 이상	20 미만	19~15	14~10	9~5	4~0	0 미만

든 관절과 움직임을 A 레벨로 만들려고 하는 것이 아니고 가능하면 C 레벨 아래로 내려가는 움직임이 없게 만드는 것이 목적이다.

관절의 가동범위를 평가하기 위해서는 검사 기법과 절차가 있으며 기법을 정확히 배우고 이해해야 하며, 일정한 절차에 의해 검사를 해야 정확한 검사를 할 수 있다. 정확한 검사결과를 토대로 정확한 평가를 할 수 있다.

표 3-4

기법 및 절차(ROM) 관절가동범위	
요구되는 지식	**요구되는 기술**
1. 관절별 검사 자세	1. 정확한 고정과 자세
2. 해부학적 위치	2. 정확한 표시점 촉진
3. 정상적인 끝 느낌	3. 각도계 정렬
4. 각도계 정렬	4. 관절가동범위 끝 지점
5. 관절구조와 기능	5. 정확한 측정결과 해석
	6. 정확한 측정 기록

관절의 가동범위를 검사하려면 생리학적 관절의 끝 느낌(end feel)을 이해하고 있어야 가동범위의 끝 지점을 파악하고 정확하게 검사할 수 있다. 관절의 끝 느낌은 회원의 현재 상태를 대변해 주는 증상이기도 하다. 검사 중 회원과의 의사소통을 통해서 끝 느낌을 확인해야 한다.

- 부드러움(soft): 일반적으로 단단한 또는 딱딱한 끝 느낌이 정상적인 관절 움직임보다 초기 또는 끝부분에 발생
- 단단함(firm): 일반적으로 딱딱한 또는 부드러운 끝 느낌이

정상적인 관절 움직임보다 초기 또는 끝부분에 발생

- 딱딱함(hard): 정상적인 부드러움 또는 단단한 끝 느낌이 정상적인 관절 움직임보다 초기 또는 끝부분에 발생
- 텅 빈 느낌(empty): 관절 움직임이 통증과 근 방호(muscle guarding), 또는 인대의 파열 때문에 끝까지 도달할 수 없어 끝 느낌을 느낄 수 없음

이 책에서 가동성 검사(관절의 가동범위)는 인체의 축과 면을 나

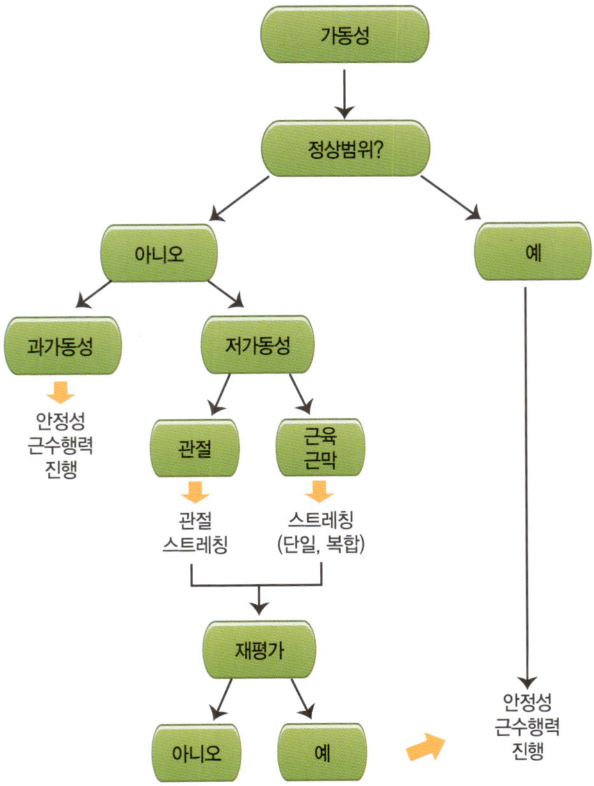

그림 3-7

누는 기준인 자유도를 기본으로 1도의 자유도 관절은 하나의 관절 면에서 검사를 하고, 2도의 자유도를 가진 관절은 두 가지 검사를 하고, 3도의 자유도를 가진 관절은 세 가지 가동성 검사를 하는 것을 기본으로 검사를 진행하도록 한다. 검사의 끝 지점은 보상작용이 없고, 당기는 느낌이 없으며, 통증과 불편함이 없는 상태까지를 끝 지점으로 결정한다.

가동성을 평가하는 알고리즘은 다음과 같은 과정을 통해서 평가된다. 가동성이 정상일 경우 안정성 운동과 근수행력 운동은 바로 진행될 수 있다. 만약 가동성이 정상이 아닐 경우 과운동성과 저운동성으로 구분한다. 과운동성일 경우 안정성으로 이동하여 근력강화 안정성 운동을 진행한다. 저운동성일 경우 관절주머니의 문제일 경우 관절가동술 중재를 하여 재평가를 하고, 수축성 또는 근막의 문제일 경우 스트레칭과 관절가동범위 운동을 진행하여 재평가한다. 재평가에서 관절가동범위가 정상일 경우 안정성 운동과 근수행력 운동으로 이동한다. 만약 정상이 아닐 경우 다시 최초 평가의 단계로 이동하는 과정을 거친다.

1) 목 가동성 평가

목 가동성 평가는 굴곡, 신전, 측면굴곡, 회전 이렇게 4가지 검사가 가능하다. 하지만 이 책에서는 목 가동성에서 가장 많이 단축되는 움직임을 중심으로 검사를 한다. 목의 회전과 굴곡을 동시에 검사함으로써 빠른 시간에 목의 가동성의 정상 유무를 평가할 수 있다.

그림 3-8 목 회전 굴곡 가동성 평가

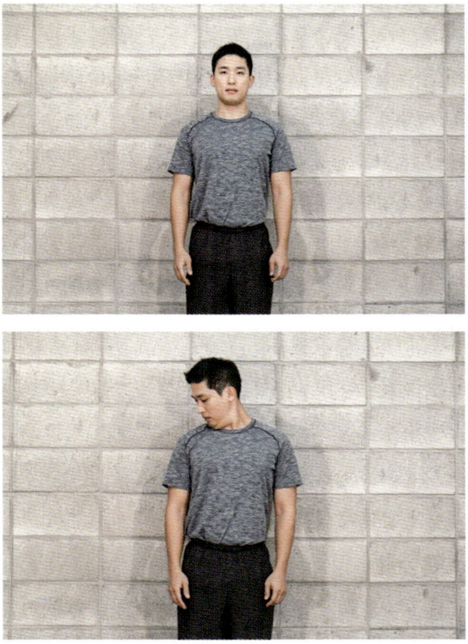

1) 바로 서거나 앉은 자세에서 검사를 진행한다.
2) 머리를 회전한 후 턱으로 쇄골의 가운데를 닿게 한다.
3) 목 주변에 당기는 느낌이 있거나 불편하기 전까지 검사한다.
4) 쇄골의 가운데가 닿으면 정상, 닿지 않으면 기능 부전이다.
5) 좌우를 검사하여 비교한다.

TIP 어깨가 움직이거나 입이 벌어지는 것은 보상작용이다.

2) 어깨 가동성 평가

어깨는 인체 중 가장 큰 가동성과 움직임이 있는 관절이다. 큰 움직임을 가지고 있다는 것은 상대적으로 관절이 느슨해지기도 쉬워 부상의 위험성도 높다는 것을 의미한다. 가동성 역시 많은 검사들이 있으나 이 책에서는 3가지 면의 검사를 할 수 있게 3가지 움직임 동작만을 검사한다. 어깨 굴곡, 외전, 내회전이 기본 검사 항목이다.

그림 3-9a 어깨 굴곡 가동성 평가 – 능동

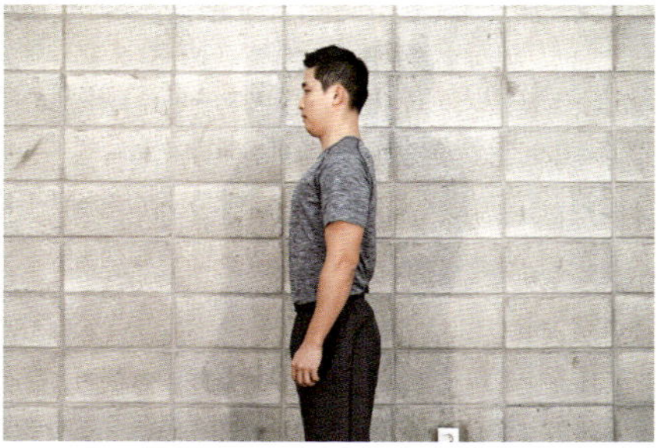

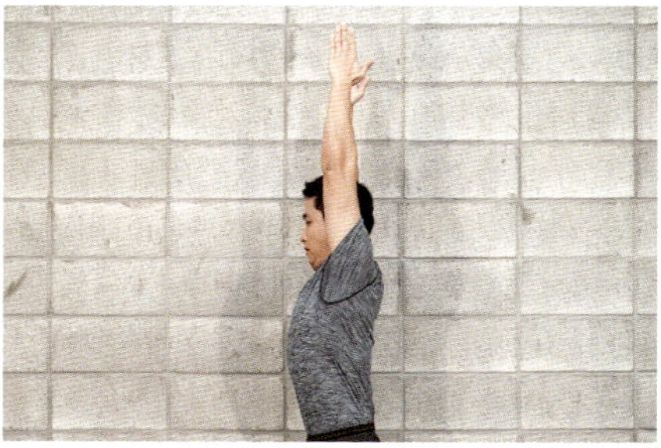

1) 바로 서거나 앉은 자세에서 검사를 진행한다.
2) 어깨를 앞으로 최대한 들어 올리도록 한다.
3) 어깨 주변에 당기는 느낌이 있거나 불편하기 전까지 검사한다.
4) 팔꿈치가 등 뒷부분과 일직선이 되지 않으면 기능 부전이다.

TIP 몸이 움직이거나 복부가 앞으로 나가면 보상작용이다.

그림 3-9b 어깨 굴곡 가동성 평가 – 수동

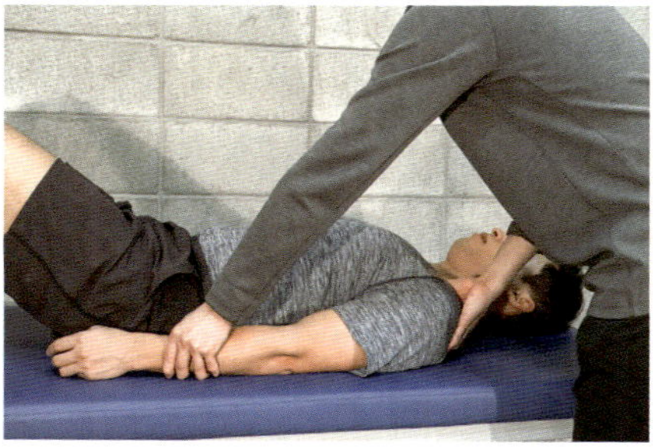

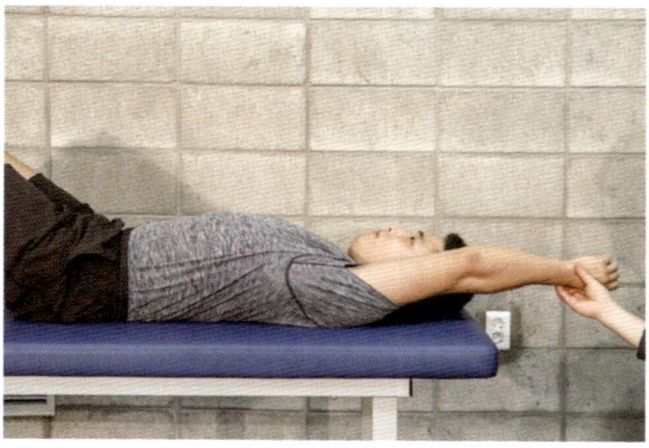

1) 바로 누운 자세에서 검사를 진행한다.
2) 어깨를 앞으로 최대한 들어 올린다.
3) 어깨 주변에 당기는 느낌이 있거나 불편하기 전까지 검사한다.
4) 팔꿈치가 베드 바닥에 닿지 않으면 기능부전이다.

TIP 몸이 움직이거나 복부가 앞으로 나가면 보상작용이다.

그림 3-10a 어깨 수평내전 가동성 평가 – 능동

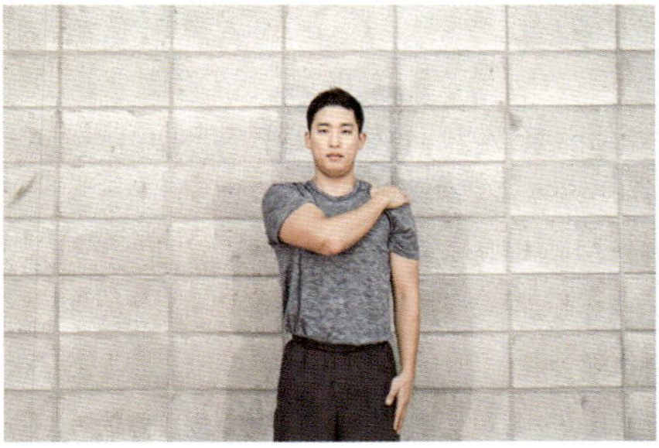

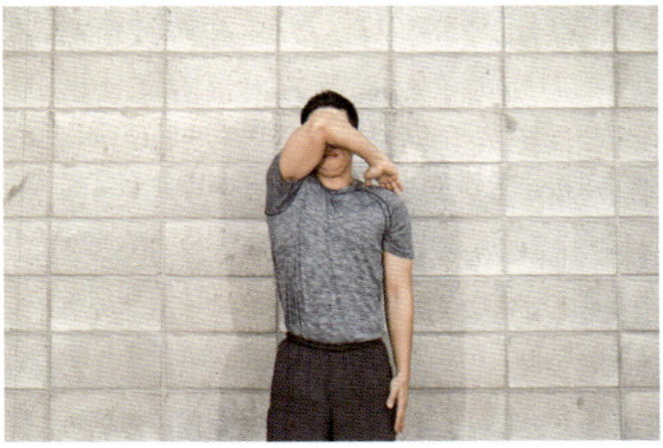

1) 바로 서거나 앉은 자세에서 검사를 진행한다.
2) 한 손의 반대쪽 어깨에 올려서 준비한다.
3) 어깨 주변에 당기는 느낌이 있거나 불편하기 전까지 검사한다.
4) 팔꿈치가 이마 높이면 정상 닿지 않으면 기능 부전이다.
5) 좌우 높이를 비교한다.

TIP 어깨가 움직이거나 몸통이 움직이면 보상작용이다.

그림 3-10b 어깨 수평내전 가동성 평가 – 수동

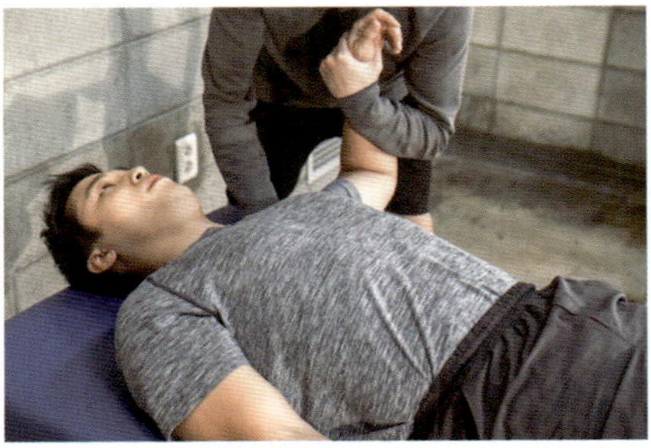

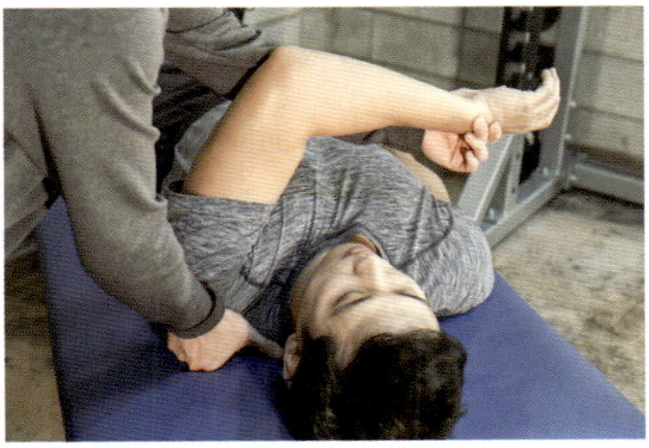

1) 바로 누운 자세에서 검사를 진행한다.
2) 검사자는 대상자의 견갑골을 하방으로 고정하고 90도 외전된 상태에서 준비한다.
3) 어깨 주변에 당기는 느낌이 있거나 불편하기 전까지 검사한다.
4) 팔꿈치가 코 위치면 정상, 그렇지 못하면 기능 부전이다.
5) 좌우를 비교한다.

TIP 어깨가 움직이거나 몸통이 움직이면 보상작용이다.

그림 3-11a 어깨 내회전 가동성 평가 - 능동

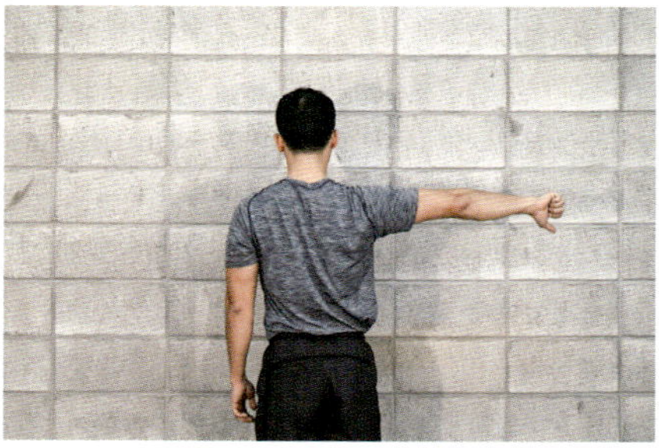

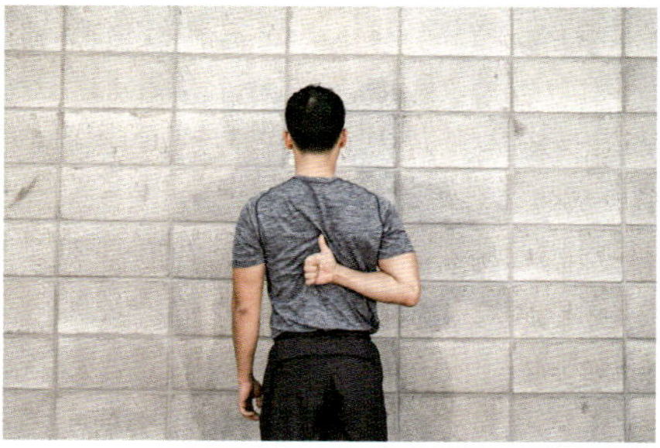

1) 바로 서거나 앉은 자세에서 검사를 진행한다.
2) 한 손 옆으로 들어 엄지손이 아래로 향하게 준비한다.
3) 어깨 주변에 당기는 느낌이 있거나 불편하기 전까지 검사한다.
4) 엄지손이 같은 쪽 견갑골의 중간까지 올라가면 정상, 올라가지 못하면 기능 부전이다.
5) 좌우 높이를 비교한다.

TIP 어깨가 움직이거나 견갑골이 많이 들리면 보상작용이다.

그림 3-11b 어깨 내회전 가동성 평가 - 수동

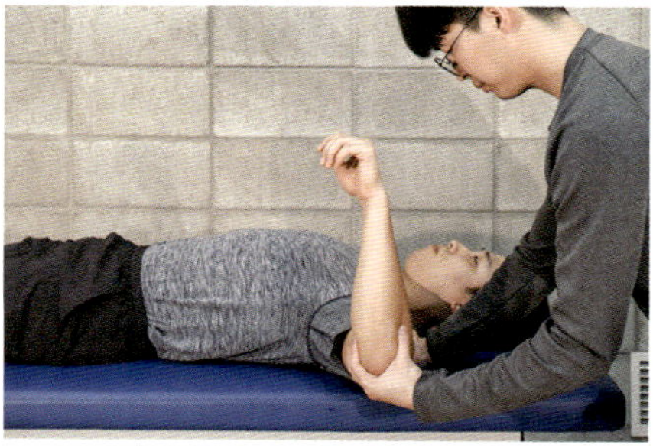

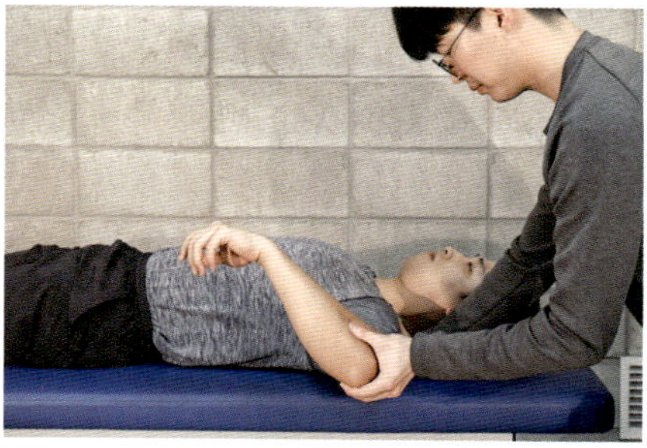

1) 바로 누운 자세에서 검사를 진행한다.
2) 검사자는 대상자의 견갑골을 하방으로 고정하고 90도 외전된 상태에서 준비한다.
3) 어깨 주변에 당기는 느낌이 있거나 불편하기 전까지 검사한다.
4) 45도 이상이면 정상, 45도보다 유연성이 부족하면 기능 부전이다.
5) 좌우를 비교한다.

TIP 어깨가 움직이거나 견갑골이 많이 들리면 보상작용이다.

3) 흉추 가동성 평가

흉추의 움직임은 굴곡과 신전, 측면 굴곡, 회전의 가동성이 있으나, 검사가 편리한 회전평가를 통해 많은 정보를 얻을 수 있다. 흉추 회전을 평가할 때 좌우 견갑골의 위치와 견갑골과 팔꿈치의 위치를 확인하여 각도를 검사해야 한다.

그림 3-12 흉추 회전 가동성 평가

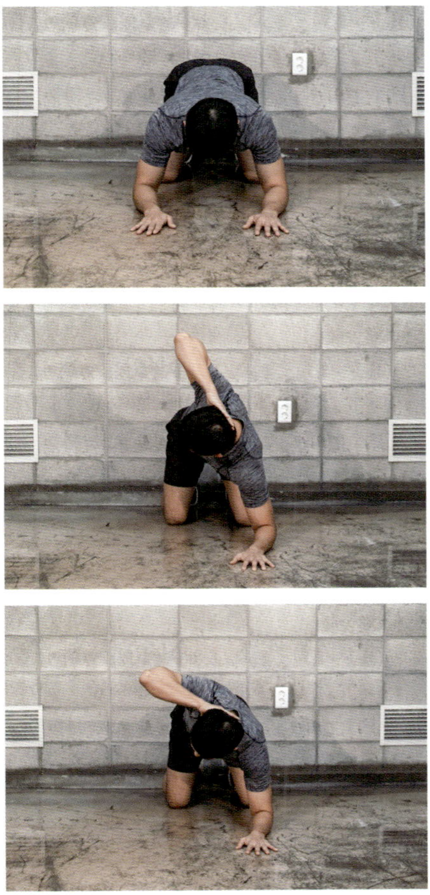

부족한 가동범위

1) 네발기기 자세에서 팔꿈치를 대고 엎드린 후 검사를 진행한다.
2) 한 손은 머리에 올려서 준비한다.
3) 몸통 주변에 당기는 느낌이 있거나 불편하기 전까지 검사한다.
4) 팔꿈치와 몸통이 45도 이상 올라가지 않으면 기능부전이다.
5) 좌우 높이를 비교한다.

TIP 팔꿈치가 올라가지 않거나 몸통이 측면으로 움직이면 보상작용이다.

(계속)

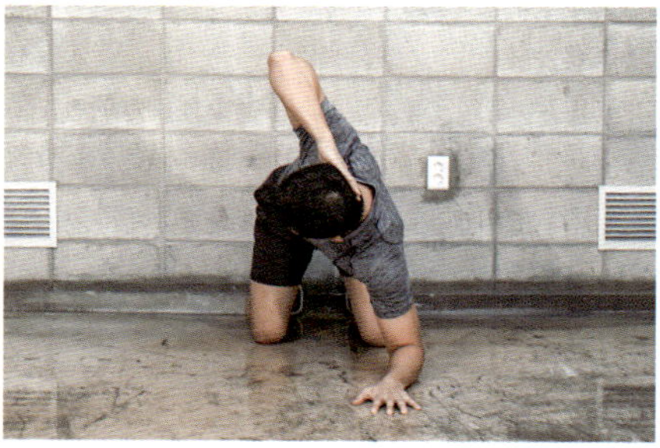

정상 가동범위

그림 3-13 흉추 신전 가동성 평가

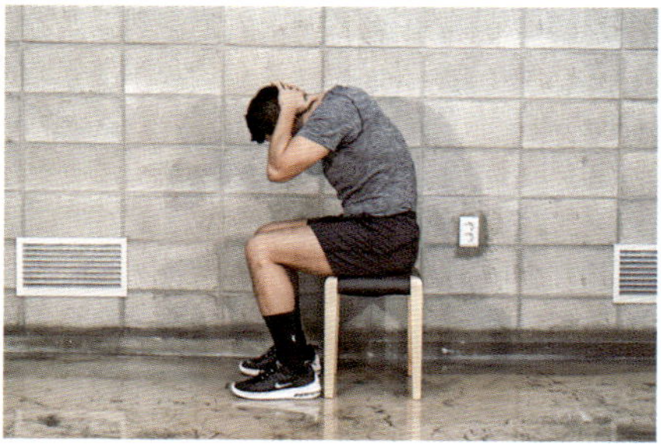

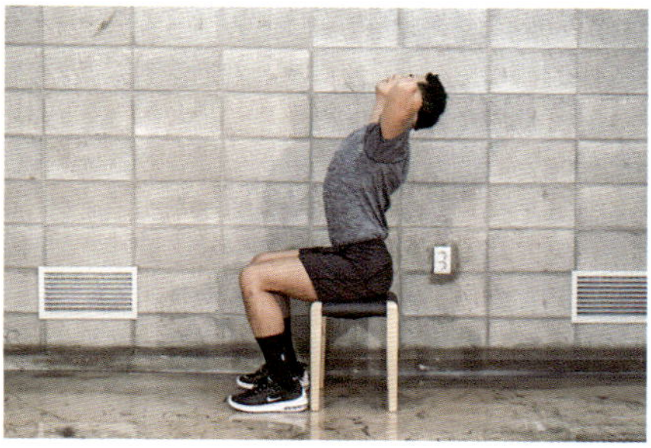

1) 의자에 바르게 앉은 자세에서 준비한다.
2) 양손을 목 뒤에서 깍지를 끼고 잡는다.
3) 팔꿈치와 몸을 뒤쪽으로 불편하지 않은 만큼 넘긴다.
4) 흉추 신전의 정상 범위는 25~45도이다.

TIP 양발과 골반은 앞뒤로 움직이지 않게 하여 검사한다.

4) 고관절 가동성 평가

고관절은 인체에서 두 번째로 가동성이 큰 관절이다. 움직임의 자유도는 3도를 가지고 있으므로 시상면, 정중면, 수평면의 움직임을 모두 검사하는 것이 필요하다. 검사의 순서는 가능하면 굴곡/신전, 외전/내전, 내회전/외회전의 순서로 진행하는 것이 좋다. 움직임이 큰 순서로 검사하는 것이 가동성의 문제를 효과적으로 검사할 수 있기 때문이다.

그림 3-14a 고관절 하지 직거상 가동성 평가 - 능동

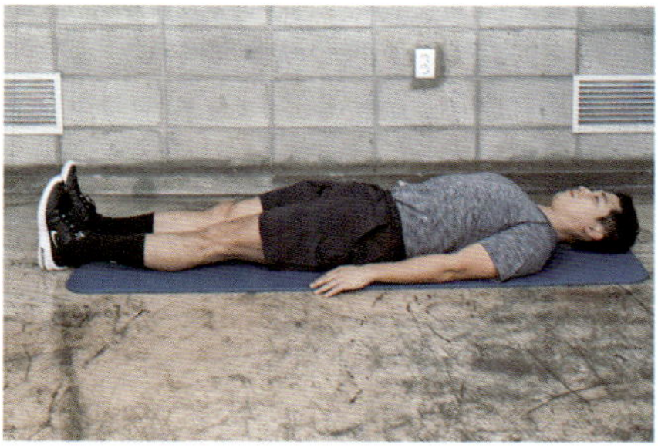

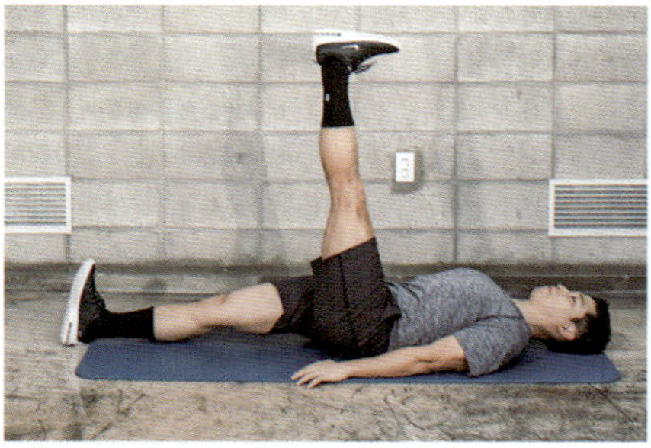

1) 바로 누운 자세에서 검사를 진행한다.
2) 발목은 몸 쪽으로 당기고 무릎을 편 상태로 준비한다.
3) 허벅지 뒤쪽 주변에 당기는 느낌이 있거나 불편하기 전까지 검사한다.
4) 다리의 각도가 90도까지 올라가지 않으면 기능 부전이다.
5) 좌우 높이를 비교한다.

TIP 들어올리는 무릎이 구부려지거나, 아래쪽 다리가 움직이면 보상작용이다.

그림 3-14b 고관절 하지 직거상 가동성 평가 - 수동

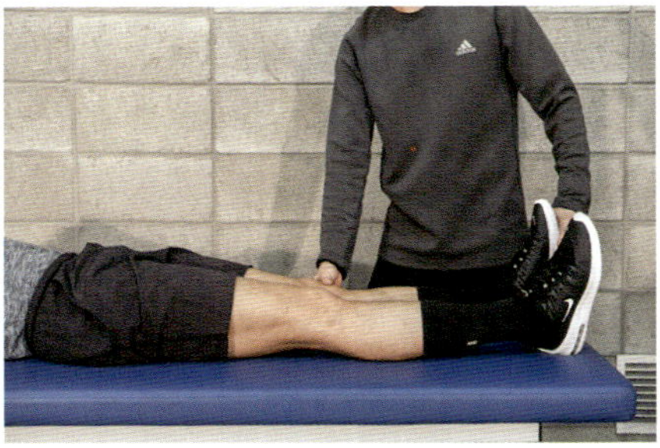

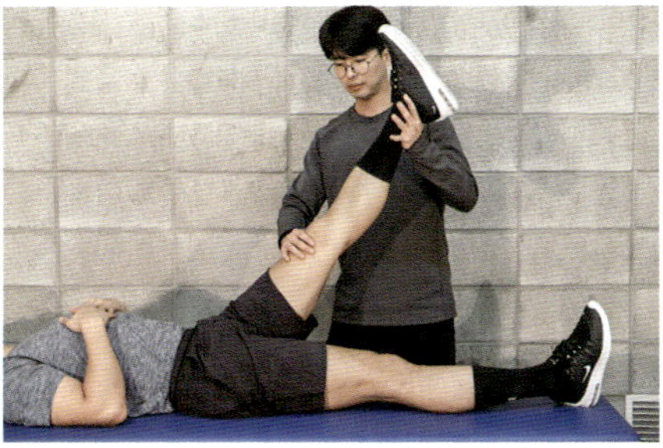

1) 바로 누운 자세에서 검사를 진행한다.
2) 무릎을 편 상태로 준비한다.
3) 허벅지 뒤쪽 주변에 당기는 느낌이 있거나 불편하기 전까지 검사한다.
4) 다리의 각도가 90도까지 올라가지 않으면 기능 부전이다.
5) 좌우 높이를 비교한다.

TIP 들어올리는 무릎이 구부려지거나, 아래쪽 다리가 움직이면 보상작용이다.

그림 3-15a 고관절 굴곡 가동성 평가 - 능동

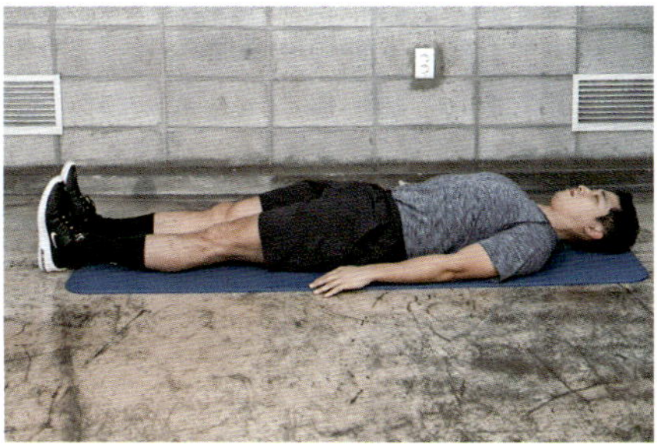

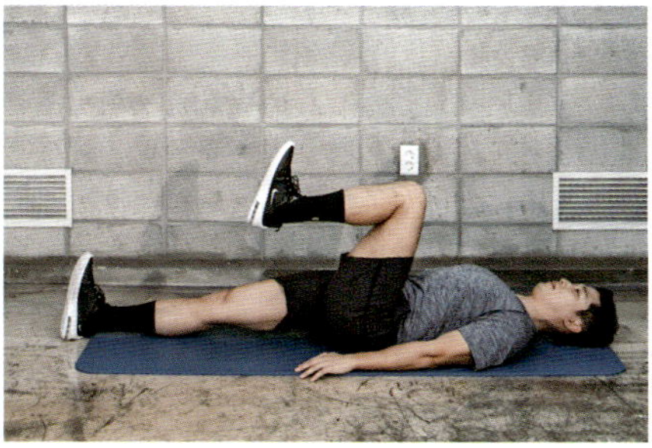

1) 바로 누운 자세에서 검사를 진행한다.
2) 발목은 몸 쪽으로 당기고 무릎을 편 상태로 준비한다.
3) 허벅지와 엉덩이 주변에 당기는 느낌이 있거나 불편하기 전까지 검사한다.
4) 무릎을 90도 구부려 각도가 120도까지 올라가지 않으면 기능 부전이다.
5) 좌우 높이를 비교한다.

TIP 아래쪽에 펴고 있는 다리가 움직이면 보상작용이다.

그림 3-15b 고관절 굴곡 가동성 평가 - 수동

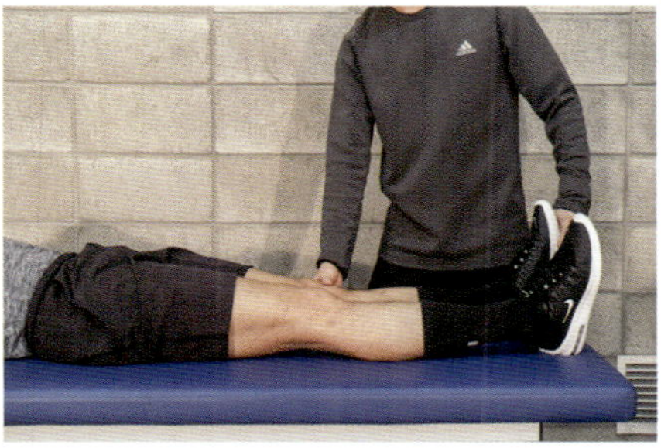

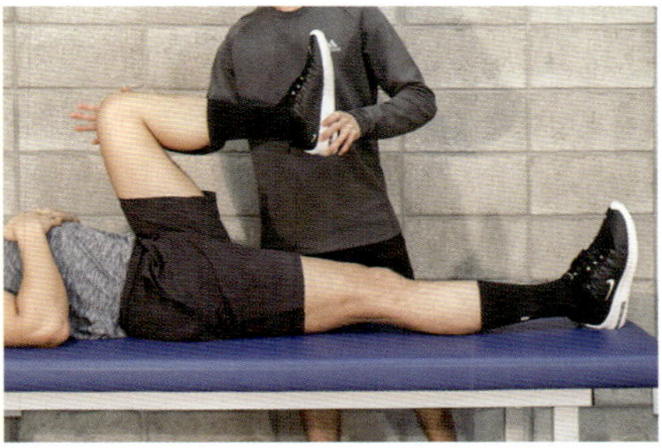

1) 바로 누운 자세에서 검사를 진행한다.
2) 검사자는 한 손은 무릎을 잡고 한 손은 발목을 잡아서 준비한다.
3) 허벅지 뒤쪽 엉덩이 주변에 당기는 느낌이 있거나 불편하기 전까지 검사한다.
4) 무릎을 90도 구부려 각도가 120도까지 올라가지 않으면 기능 부전이다.
5) 좌우 높이를 비교한다.

TIP 아래쪽에 펴고 있는 다리가 움직이면 보상작용이다.

그림 3-16 고관절 내회전/외회전 가동성 평가 - 능동

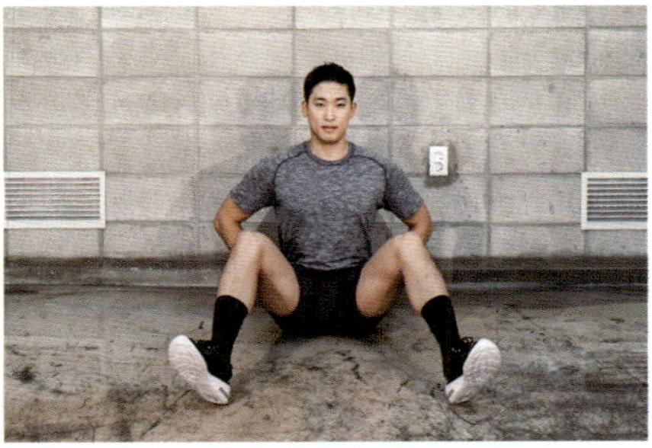

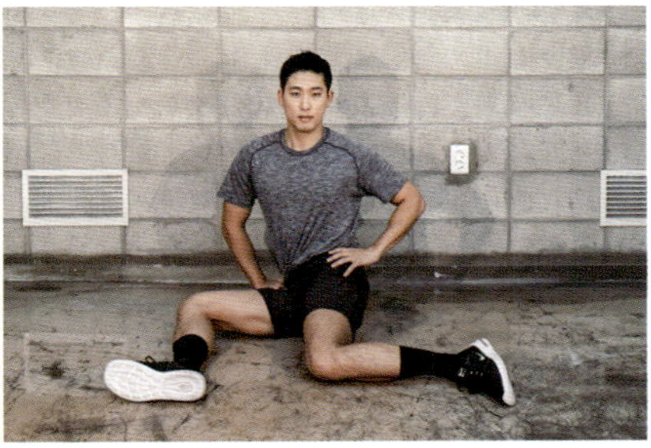

1) 양쪽 엉덩이를 바닥에 대고 발을 어깨보다 넓게 앉은 자세에서 검사를 진행한다.
2) 발목은 몸 쪽으로 당기고 무릎을 90도 구부린 상태로 준비한다.
3) 고관절, 허리 뒤쪽 주변에 당기는 느낌이 있거나 불편하기 전까지 검사한다.
4) 양쪽 무릎의 안쪽과 바깥쪽이 바닥에 닿으면 정상이다.
5) 좌우 높이를 비교한다.

TIP 허리, 몸통이 앞뒤 좌우로 검사 중 움직이면 보상작용이다.

그림 3-17 고관절 내회전/외회전 가동성 평가 - 수동

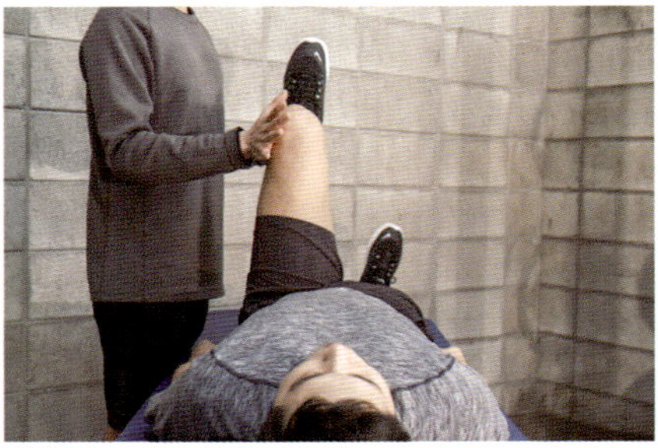

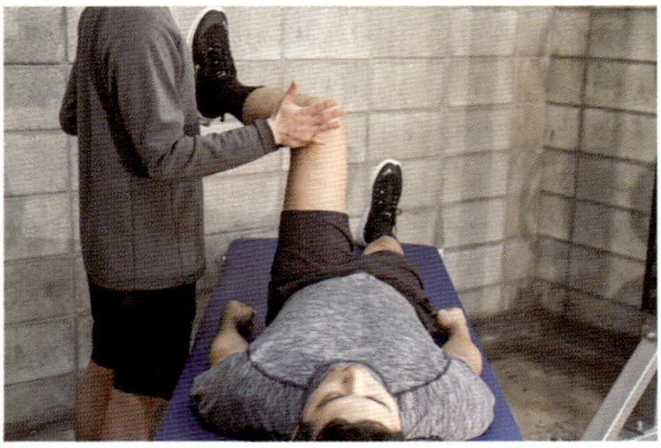

1) 바로 누운 자세에서 검사를 진행한다.
2) 고관절과 무릎을 90도 굴곡한 상태로 준비한다.
3) 고관절 주변에 당기는 느낌이 있거나 불편하기 전까지 검사한다.
4) 45도 이상이면 정상, 45도보다 유연성이 부족하면 기능 부전이다.
5) 좌우를 비교한다.

TIP 펴고 있는 다리, 몸통이 움직이면 보상작용이다.

그림 3-18 후방 사슬 가동성 평가, TRKE

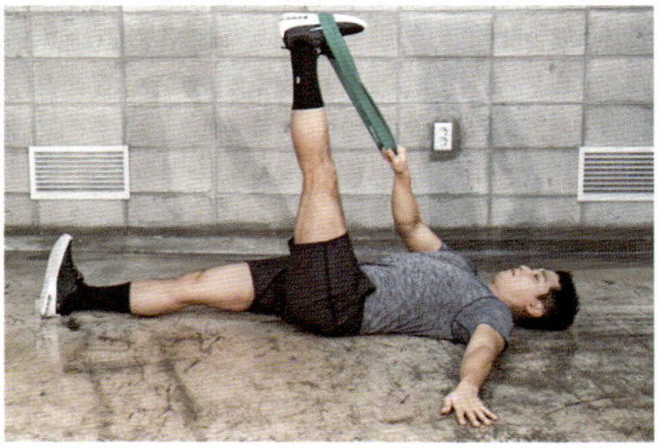

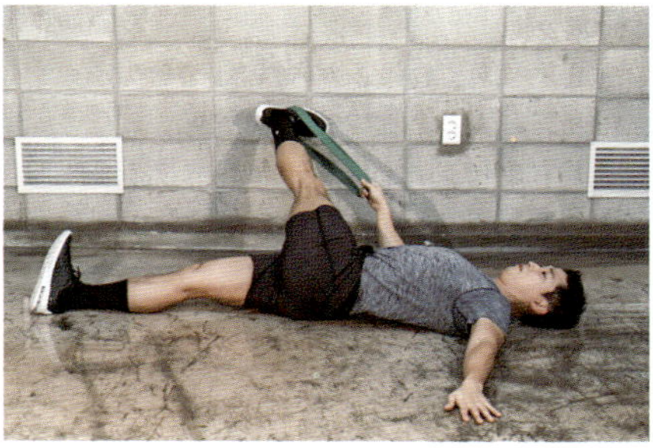

1) 누운 자세로 준비한다.
2) 우측 다리를 펴서 들어 올리고, 왼손으로 발끝을 잡는다.
3) 무릎을 완전하게 편다.
4) 우측 어깨를 바닥에 붙이고 다리를 천천히 내린다.

TIP 무릎이 펴지지 않으며 후방 근육이 매우 짧은 것이다. 또한 다리가 바닥에 닿지 않으면 후방 근육이 짧은 것이다.

5) 발목 가동성 평가

스포츠 상황에서 발목의 역할은 매우 중요하다. 달리거나 방향을 바꿀 때 힘을 쓸 대 지면의 힘을 하체를 통해 상체로 전달해 주어야 하기 때문에 정상적인 기능은 중요하다. 발목의 기능 평가 중 가동성 평가는 배측굴곡, 저측굴곡, 회내, 회외, 내번, 외번 등의 움직임이 있다. 또한 관절의 움직임 제한으로 인한 기능부전은 발목에서 움직임이 가장 큰 배측굴곡과 저측굴곡으로 유추할 수 있기 때문에 이 두 가지를 기본 검사로 진행한다.

그림 3-19 발목 저측 굴곡 가동성 평가

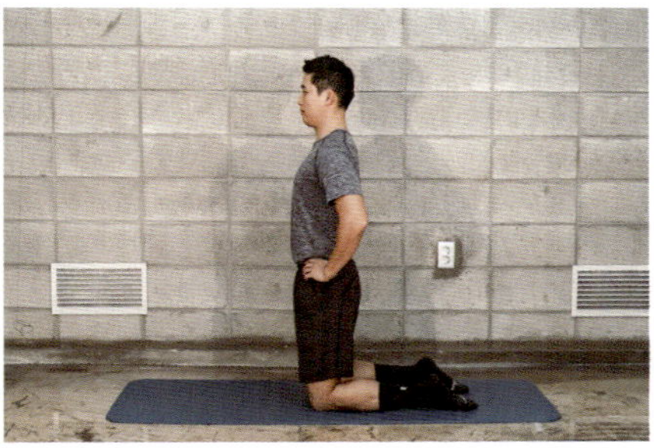

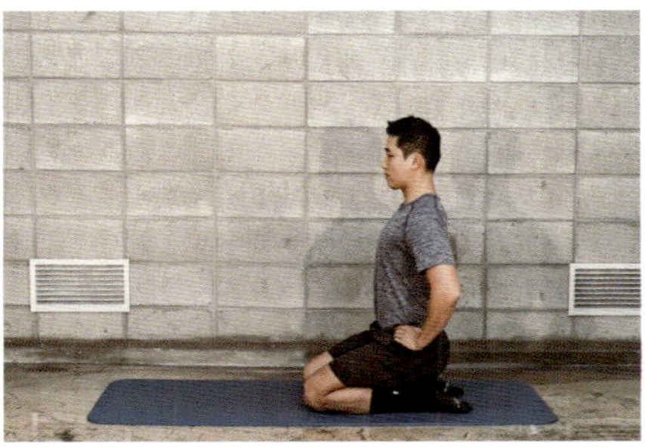

1) 무릎을 꿇고 발등을 바닥에 댄 자세에서 검사를 진행한다.
2) 양발의 뒤꿈치를 맞닿은 상태로 준비한다.
3) 발목, 허리, 무릎 주변에 당기는 느낌이 있거나 불편하기 전까지 검사한다.
4) 양쪽 발등이 바닥에 닿으면 정상이다.
5) 좌우 높이를 비교한다.

TIP 앉을 때 스쿼트를 하는 느낌으로 앉아야 하며 다른 움직임은 보상작용이다.

그림 3-20 발목 배측 굴곡 가동성 평가 - 능동

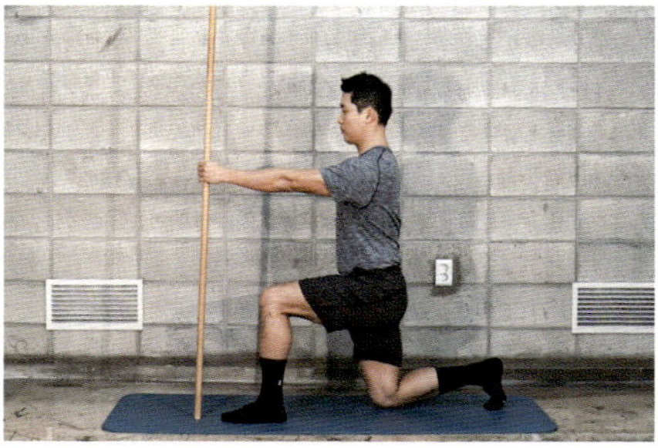

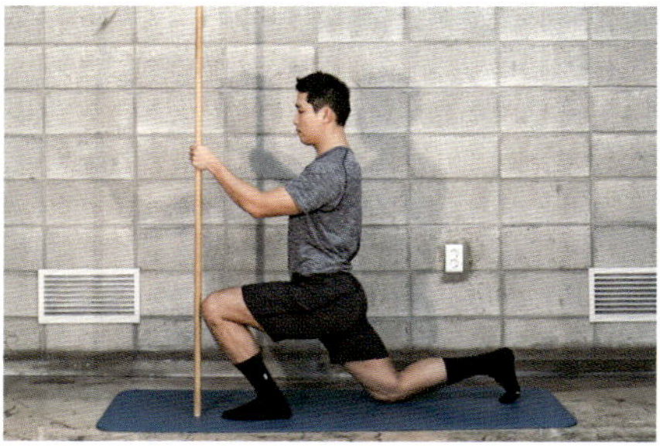

1) 스틱을 잡고 런지 자세에서 검사를 진행한다.
2) 스틱과 앞쪽 발끝의 거리는 7.5cm이며, 양쪽 무릎을 90도 구부린 상태로 준비한다.
3) 고관절, 발목 뒤쪽 주변에 당기는 느낌이 있거나 불편하기 전까지 검사한다.
4) 앞쪽 무릎이 스틱에 닿으면 정상이다.
5) 좌우 거리를 비교한다.

TIP 양 발끝, 무릎, 고관절이 움직일 때 옆으로 돌아가면 보상작용이다.

그림 3-21 발목 배측 굴곡 가동성 평가 - 수동

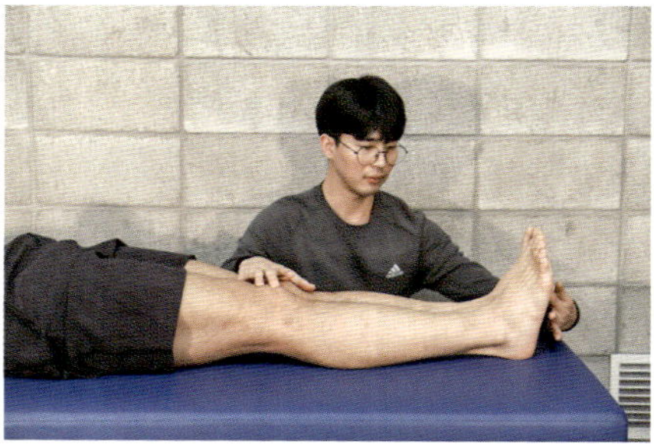

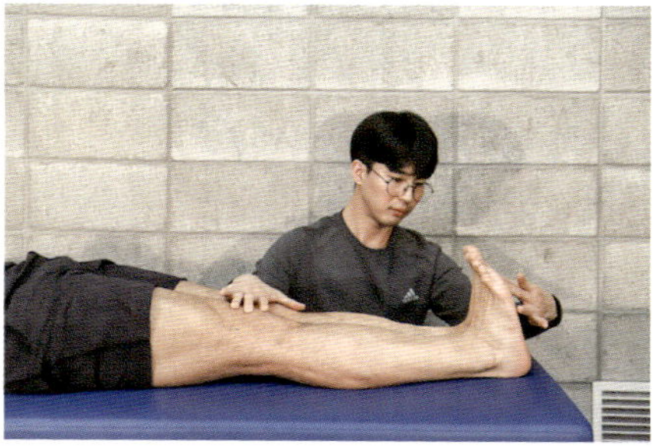

1) 바로 누운 자세에서 검사를 진행한다.
2) 무릎을 펴고 발목을 최대한 배측 굴곡한다.
3) 발목 뒤쪽 주변에 당기는 느낌이 있거나 불편하기 전까지 검사한다.
4) 25도 이상이면 정상, 그렇지 못하면 기능 부전이다
5) 좌우를 비교한다.

TIP 무릎을 구부리거나 발목이 돌아가면 보상작용이다.

4 안정성 평가

안정성은 가동성 관절이 효과적으로 움직일 수 있도록 토대를 제공한다.

우리 몸이 움직일 때 효과적인 움직임을 만들어 내기 위해서는 코어를 중심으로 한 안정화 관절이 먼저 활성화되고 그 후에 사지가 활성화되어야 한다. 때문에 안정성 검사는 단순히 근력을 확인하는 평가와 안정화 관절과 가동화 관절이 효율적으로 협응하는지를 평가하는 것으로 두 가지 방법으로 나누어 검사한다.

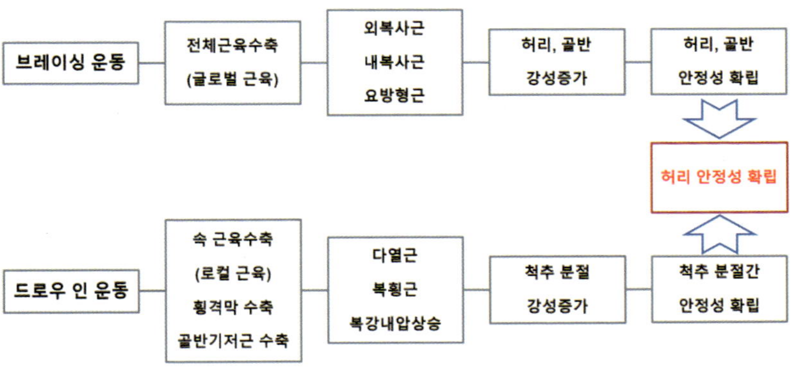

그림 3-22

인체의 대표적인 안정성 관절은 견갑골과 복부를 포함한 코어이다. 이 두 파트의 근력약화는 체력약화로 이어지게 되어 몸의 파워를 떨어지게 하는 원인이 된다. 따라서 안정성 검사에서 견갑골과 요추부는 필수적으로 진행해야 한다. 견갑골의 안정성 약화는 보통 견갑거근과 상승모근의 단축으로 인해 견갑골이 상승하는 것이 주된 원인이 되고, 이는 하승모근과 능형근을 약화시키고 나아가 목과 어깨의 불편감을 만들어낸다.

코어는 복부근육만을 일컫는 것이 아니라 LPHC(Lumbar-Pelvic-Hip-Complex: 요추-골반-엉덩이 복합체)를 포함한 근육을 포함하는 근육들이다. 따라서 코어의 약화는 몸통 전체의 근력 및 근기능 약화로 전이될 수 있고 나아가 부상의 원인이 되거나 파워 발현을 제한시킬 수 있다. 이와 같은 이유로 전통적으로 플랭크 검사에서 움직이지 않는 상태에서 검사를 하는 것은 코어의 안정성을 평가하는 좋지 못한 방법이다.

코어의 평가는 근력의 평가와 상, 하지가 움직일 때 요추의 안정화가 어느 정도 유지되어 있는지를 검사하는 것이 중요하다.

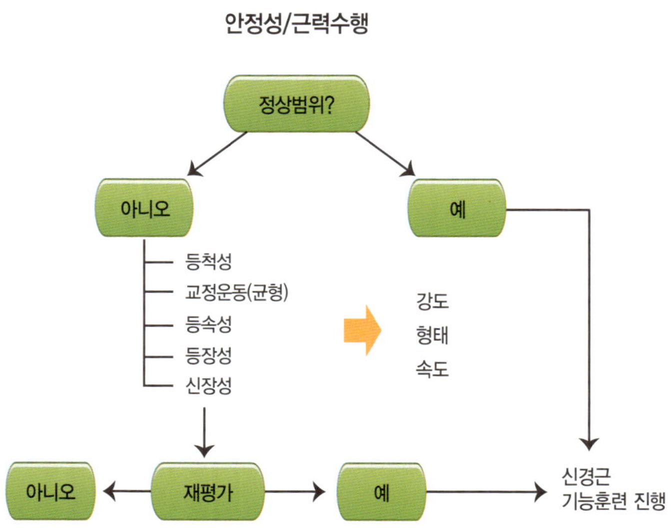

그림 3-23

5 안정성을 평가하는 알고리즘은 다음과 같은 과정을 통해서 평가된다

안정성, 근력 수행검사에서 정상일 경우 신경근 및 기능훈련을 진행하면 된다. 만약 정상이 아닐 경우 등척성 수축, 교정운동, 등장성 운동, 등속성 운동, 편심성 과부하 운동을 평가하여 필요한 항목에서 운동중재를 하면 된다. 등장성 운동중재는 운동의 변수, 형태, 자세, 세트 수와 반복, 기간, 빈도, 휴식, 속도를 선택하여 저항 형태를 결정한다. 열린 사슬과 닫힌 사슬 운동을 통해 근력을 증가시킨다. 안정성 및 근력의 재평가에서 정상이 아닐 경우 처음의 단계로 다시

그림 3-24 복부 상부 근력 및 안정성 평가

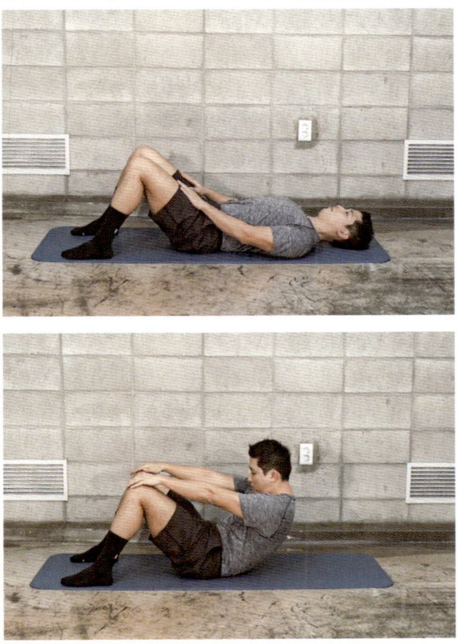

1) 등을 바닥에 대고 누운 자세에서 무릎을 90도 구부리고 준비한다.
3) 허리 주변에 당기는 느낌이 있거나 불편하기 전까지 검사한다.
4) 양손이 무릎 아래쪽(슬개골)까지 닿으면 정상이다.
5) 손끝이 무릎 아래쪽에 닿지 않은 정도를 평가한다.

TIP 만약 양손이 슬개골 하부에 닿지 못하면 요추부의 강직 또는 요추 가동성이 부족한 것을 의심해 봐야 한다.

그림 3-25 복부 하부 근력 및 안정성 평가

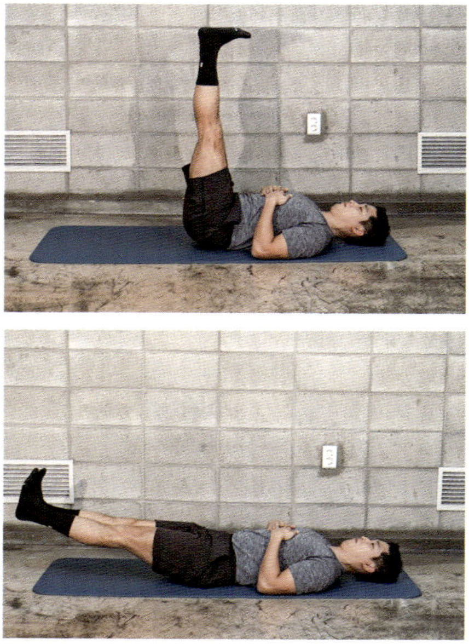

1) 등을 바닥에 대고 누운 자세에서 검사를 준비한다.
2) 양무릎을 펴고 발목을 몸 쪽으로 당긴 상태로 준비한다.
3) 허리 주변에 당기는 느낌이 있거나 불편하기 전까지 검사한다.
4) 다리를 펴고 내려 뒤꿈치가 바닥에 한 뼘 정도까지 내려가면 정상이다.
5) 바닥에서 뒤꿈치의 거리를 비교한다.

TIP 허리뒤쪽이 지면에서 떨어지면 허리의 힘이 없어 보상작용이 생긴 것이다.

주의: 만약 양쪽 다리를 내리는 동안 허리가 불편한 경우에는 요추 안정성이 매우 약해서 생길 수 있다.

그림 3-26 플랭크 복부근력 및 안정성 평가 – 선수 또는 체력 좋은 사람에게 적용

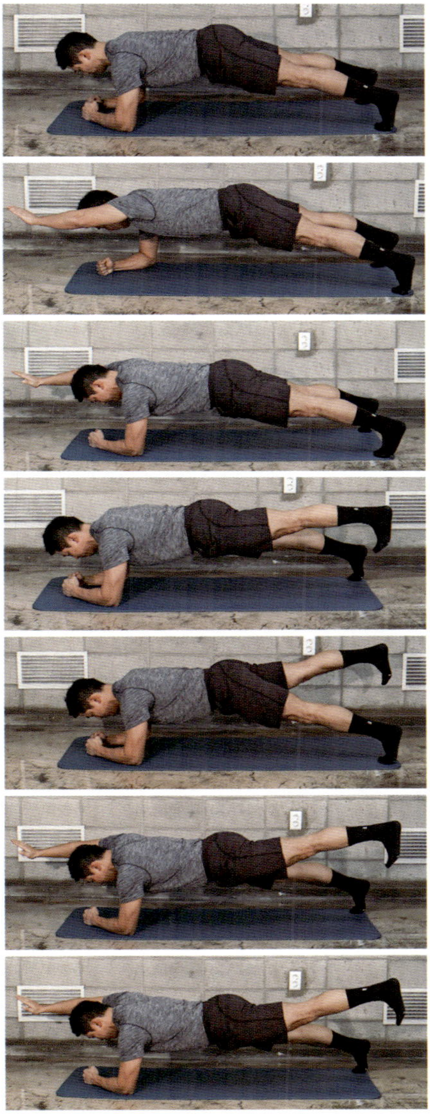

– 플랭크 자세에서 동작의 보상작용 없이 올바른 자세로 버티는 코어안정성 검사

1) 플랭크 1분 버티기
2) 우측 어깨 들고 15초 버티기
3) 좌측 어깨 들고 15초 버티기
4) 우측 다리 들고 15초 버티기
5) 좌측 다리 들고 15초 버티기
6) 우측 어깨, 좌측 다리 15초
7) 좌측 어깨, 우측 다리 15초
8) 플랭크 30초 버티기

TIP 검사 중 골반과 몸이 좌우로 많이 움직이거나, 손을 들 때 팔꿈치가 구부려지거나, 다리를 들 때 무릎이 구부려지면 검사가 종료된다.

주의: 플랭크 안정성 검사는 그림 3-23, 3-24 검사를 통과한 사람에게 조금 더 강한 요추부 안정성을 검사하기 위한 것이다. 또한 상하지 연결 패턴의 검사로 근신경 조절 능력을 검사하는 방법이기도 하다.

돌아가며, 정상이 되었을 경우 신경근 및 기능 훈련을 진행하는 단계로 이동하면 된다.

1) 견갑골 안정성 평가평가(prone Y exercise)

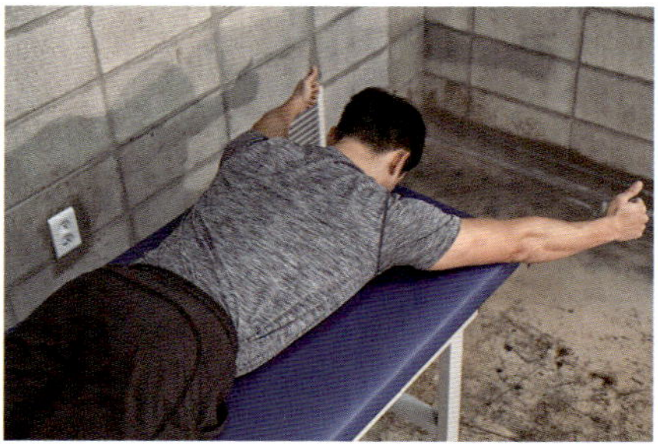

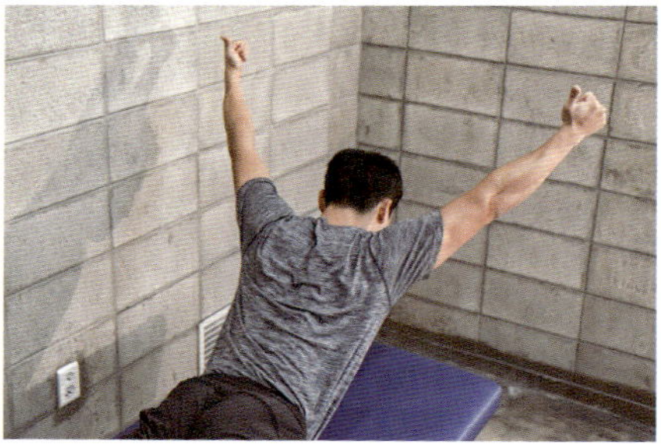

1) 바닥 또는 배드에 엎드린 후 팔은 “Y”자 모양으로 벌려준다.
2) 턱을 뒤로 당긴 후 견갑골을 내전시킨다.
3) 상체를 들어 올린다. 이때 흉추의 후만을 최소화시킬 수 있도록 조절한다.
4) 바닥 높이에서 상체가 20도 이상 올라가면 정상의 기준에 근접한 것이다.

TIP 요추가 후만되지 않도록 호흡을 호기시키며 복부의 압력을 가한다.

그림 3-27

2) 상하지 통합 안정성 평가

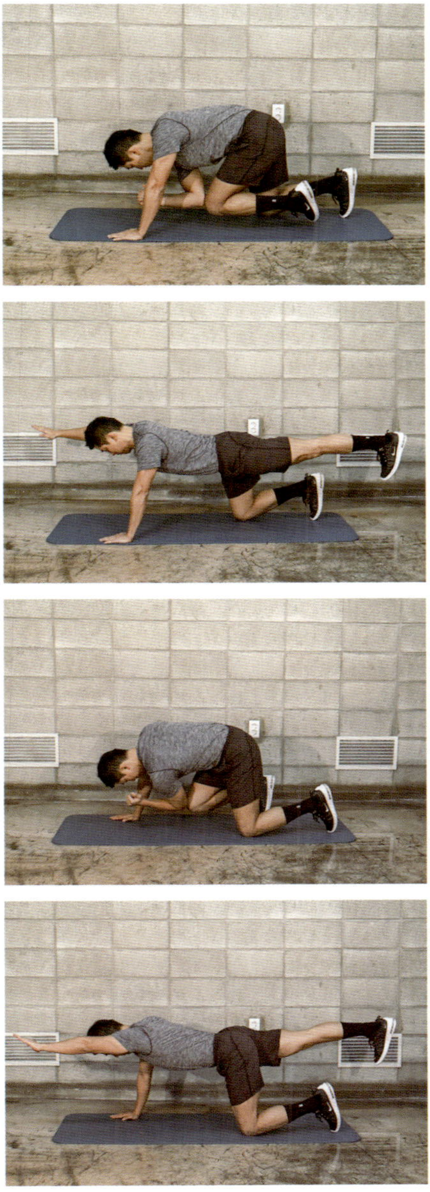

1) 네발기기 자세에서 검사를 진행한다.
2) 오른손과 왼쪽 다리를 앞뒤로 벌려준다.
3) 오른쪽 팔꿈치와 왼쪽 무릎을 배꼽 앞에서 터치한다.
4) 처음의 네발기기 자세로 돌아온다.
3) 허리 주변에 당기는 느낌이 있거나 불편하기 전까지 검사한다.
4) 몸통의 움직임이 없어야 하고 손과 발이 수평을 이루어져야 한다.

TIP 같은 속도로 움직임을 만들어야 하며, 양쪽 어깨와 골반이 항상 평평해야 되며 그렇지 않으면 보상작용이 생긴 것이다.

그림 3-28

3) 도수 근력 검사

도수 근력 검사는 근육과 힘줄을 포함한 연부조직의 근력을 평가하기 위해 손을 이용해서 검사하는 방법이다. 도수 근력 검사는 필요한 근육군을 선별적으로 검사하여 좌우, 앞뒤의 근력을 평가하여 근력 밸런스를 효율적으로 평가할 수 있는 장점이 있다. 또한 검사자는 현장과 회원(선수)의 상황에 따라 가장 효과적으로 사용할 수 있는 검사 중 하나이다. 반대로 단점은 검사자의 숙련도에 따라 검사의 정확도에 차이가 생길 수 있기 때문에 측정 간 정확도를 향상시켜야 할 것이다. 도수 근력 검사는 수동적, 기능적, 동적 강도검사 방법으로 나뉜다.

–정확한 도수 근력 검사를 위한 프로토콜

- 기능이 정상인 쪽을 먼저 검사하고, 압력을 가할 때 일관성을 유지하라.
- 호흡을 중지하게 되면 혈압이 상승할 수 있으므로 호흡은 자연스럽게 유지하게 하라.
- 회원(선수)은 검사하기 적절하게 편안한 옷을 입었는지, 관절의 가동범위는 충분히 나왔는지 확인하라.
- 회원(선수)은 적절한 자세를 유지하고 있는지 확인하고, 검사하는 신체 부위에 집중하여 힘을 주는지 확인하라.
- 검사하는 부위는 중력에 대항한 자세를 유지하여 검사하고, 근력이 너무 약해서 중력에 대항한 자세를 만들지 못하면 수평면에서 검사하라.

- 검사를 계획하여 신체 자세를 최소한 움직이게 준비하고, 같은 신체 자세에서 가능한 모든 검사를 진행하라.
- 불필요한 보상을 피하기 위해 관련 없는 관절에 적절한 안정을 만들어라.

양측의 근력을 비교하기 위해서는 팔, 다리의 양측을 전부 검사하고 근육의 앞뒤도 같이 검사하라.

표 3-5 도수 근력 검사 과정

1단계	2단계
• 근육을 짧은 위치, 혹은 관절 보상작용 지점에 둔다. • 회원(선수)에게 압박을 주는 동안 이 자세를 유지하라고 요청한다. • 점진적으로 압박력을 증가시킨다. • 회원(선수)은 근력 단계를 평가한다. • 만약 회원(선수)이 보상작용 없이 이 자세를 유지할 수 있다면, 근육은 강한 것으로 기록한다. • 만약 근육이 약하거나 보상작용이 나타난다면, 2단계를 수행한다.	• 근육을 중간범위에 두고 근력을 재검사한다. • 만약 중간범위에서의 근력이 정상이라면, 근육 과활동성(overactivity) 혹은 관절 저운동성(hypomobility)의 반대 상태인 것으로 생각할 수 있다. – 억제(inhibit) 및 신장(lengthen) • 만약 중간범위에서 근육이 약하거나 보상작용이 나타난다면, 근육은 약한 것으로 판단할 수 있다. – 재활동(reactivate) 및 재통합(reintegrate)

표 3-6 6점 평가 체계

숫자 점수	근력 수준
3	정상
2	보상(다른 근육들을 사용)
1	약함(활동성이 없거나 약함)

표 3-7 단축되거나 신장되는 경향이 있는 근육

일반적으로 단축된 근육	일반적으로 신장된 근육
장딴지근	앞정강근
가자미근	뒤정강근
모음근	안쪽넓은근
넙다리뒤근	큰/작은 볼기근
허리근	배가로근
넙다리근막긴장근	배속빗근
넙다리곧은근	뭇갈래근
궁둥구멍근	앞톱니근
허리네모근	위/아래 등세모근
척추세움근	마름근
큰/작은 가슴근	작은원근
넓은등근	가시아래근
큰원근	뒤어깨세모근
위어깨뼈	깊은목굽힘근
어깨올림근	
목빗근	
목갈비근	

만약 도수 근력 검사를 못하거나 할 수 있는 시간이 없을 때는 위 표에 있는 약해지기 쉬운 근육을 대상으로 보강운동을 진행하면 된다. 각각의 관절별로 약해지기 쉬운 근육을 강화시키면 운동 입문 수준의 대상자로 하여금 적절한 운동 프로그램을 진행할 수 있다.

가. 고관절 굴곡 근력 검사

- 회원(선수)은 바로 누운 상태에서 검사하고자 하는 무릎을 90도 구부린다.
- 검사자는 회원(선수)의 무릎 위에 손을 위치하고 서로 대항하여 3초간 힘을 준다.
- 몸의 보상작용이 나타나지 않게 확인한다.
- 다른 쪽 검사를 동일하게 하고 검사 결과를 기록한다.

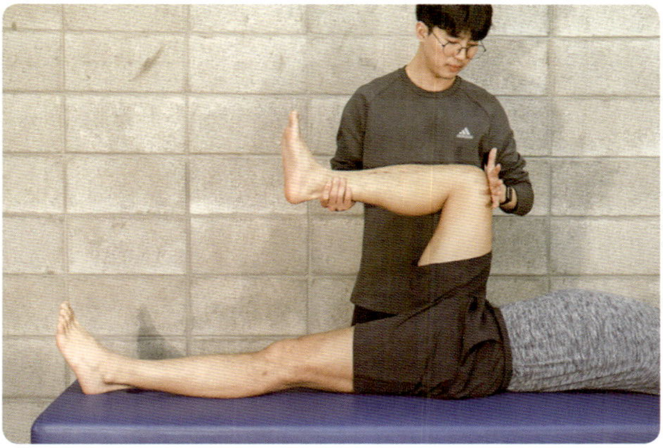

그림 3-29

나. 고관절 신전 근력 검사

- 회원(선수)은 엎드린 자세에서 검사하고자 하는 무릎을 90도 구부린다.
- 검사자는 허벅지 뒤쪽에 손을 위치하고 서로 대항하여 3초간 힘을 준다.
- 몸의 보상작용이 나타나지 않게 확인한다.
- 다른 쪽 검사를 동일하게 하고 검사 결과를 기록한다.

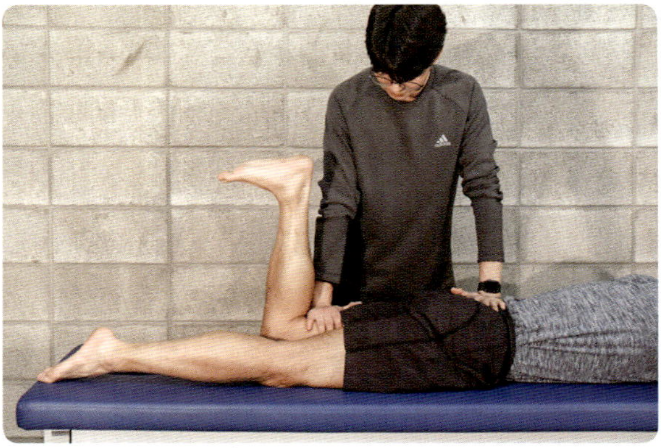

그림 3-30

다. 고관절 외전 근력 검사

- 회원(선수)은 옆으로 누운 자세에서 검사하고자 하는 무릎을 완전히 편다.
- 검사자는 발목과 무릎 중간에 손을 위치하고 서로 대항하여 3초간 힘을 준다.
- 몸의 보상작용이 나타나지 않게 확인한다(발이 골반보다 앞쪽으로 나가지 않게 한다).
- 다른 쪽 검사를 동일하게 하고 검사 결과를 기록한다.

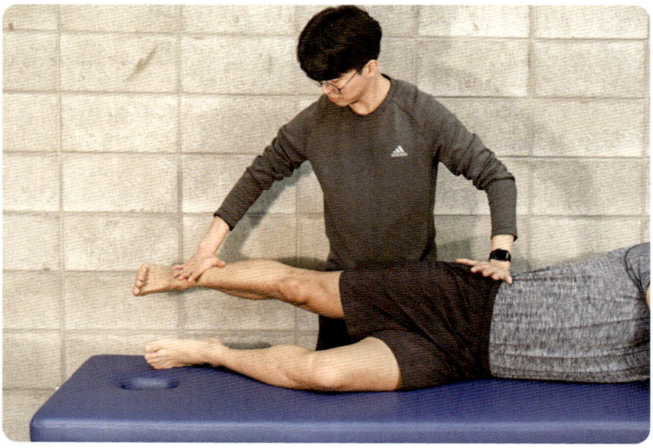

그림 3-31

라. 고관절 내전 근력 검사

- 회원(선수)은 바로 누운 상태에서 검사하고자 하는 다리를 안쪽으로 모은다.
- 검사자는 회원(선수)의 반대쪽 정강이를 잡고 검사하고자 하는 손을 발목 안쪽에 위치하고 서로 대항하여 3초간 힘을 준다.
- 몸의 보상작용이 나타나지 않게 확인한다(허리와 엉덩이가 떨어지지 않게).
- 다른 쪽 검사를 동일하게 하고 검사 결과를 기록한다.

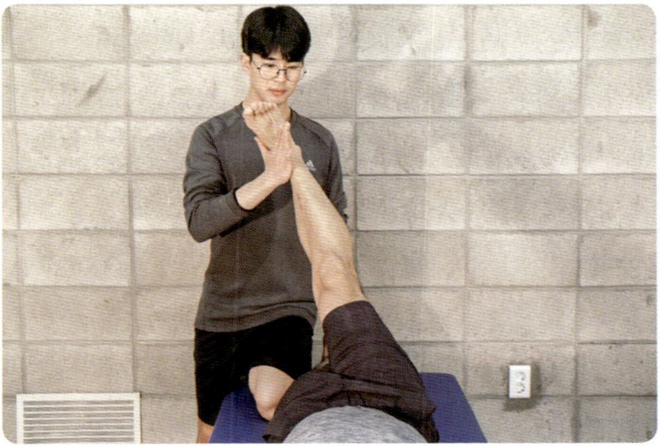

그림 3-32

마. 견갑골 하승모근 근력 검사

- 회원(선수)은 엎드린 상태에서 검사하고자 하는 팔을 135도 올린다.
- 검사자는 회원(선수)의 손목과 팔꿈치 사이에 손을 위치하고 서로 대항하여 3초간 힘을 준다.
- 몸의 보상작용이 나타나지 않게 확인한다.
- 다른 쪽 검사를 동일하게 하고 검사 결과를 기록한다.

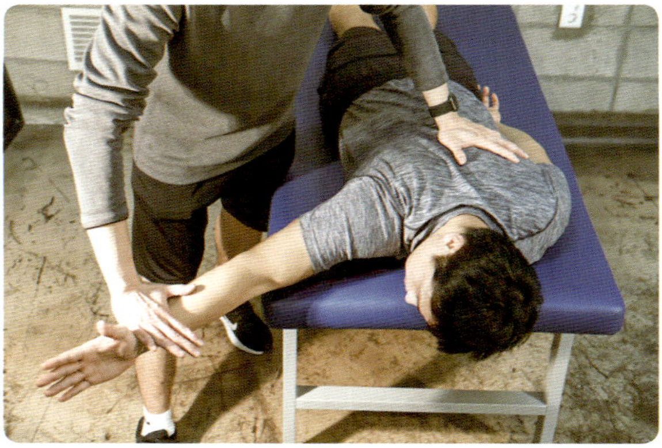

그림 3-33

바. 견갑골 중승모근 근력 검사

- 회원(선수)은 엎드린 상태에서 검사하고자 하는 팔꿈치를 90도 구부리고, 어깨를 90도 구부려 올린다.
- 검사자는 회원(선수)의 팔꿈치에 손을 위치하고 서로 대항하여 3초간 힘을 준다.
- 몸의 보상작용이 나타나지 않게 확인한다.
- 다른 쪽 검사를 동일하게 하고 검사 결과를 기록한다.

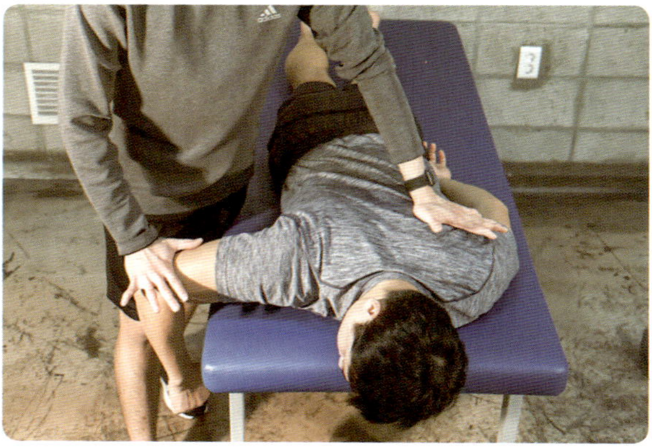

그림 3-34

사. 어깨 외전 근력 검사

- 회원(선수)은 앉은 상태에서 검사하고자 하는 팔을 옆으로 90도 올린다.
- 검사자는 회원(선수)의 손목에 손을 위치하고 서로 대항하여 3초간 힘을 준다.
- 몸의 보상작용이 나타나지 않게 확인한다.
- 다른 쪽 검사를 동일하게 하고 검사 결과를 기록한다.

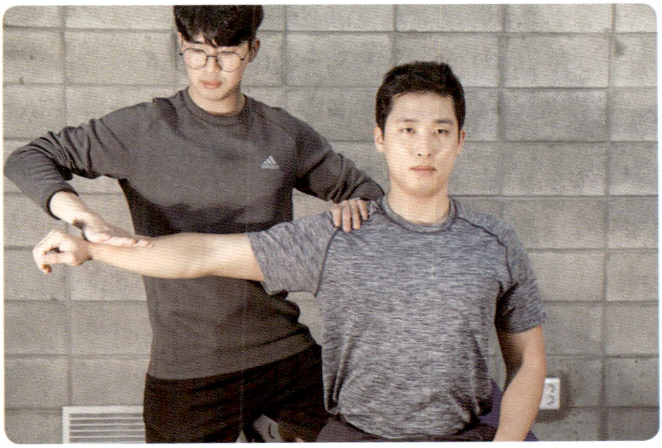

그림 3-35

아. 어깨 굴곡 근력 검사

- 회원(선수)은 앉은 상태에서 검사하고자 하는 팔을 앞으로 90도 올린다.
- 검사자는 회원(선수)의 손목에 손을 위치하고 서로 대항하여 3초간 힘을 준다.
- 몸의 보상작용이 나타나지 않게 확인한다.
- 다른 쪽 검사를 동일하게 하고 검사 결과를 기록한다.

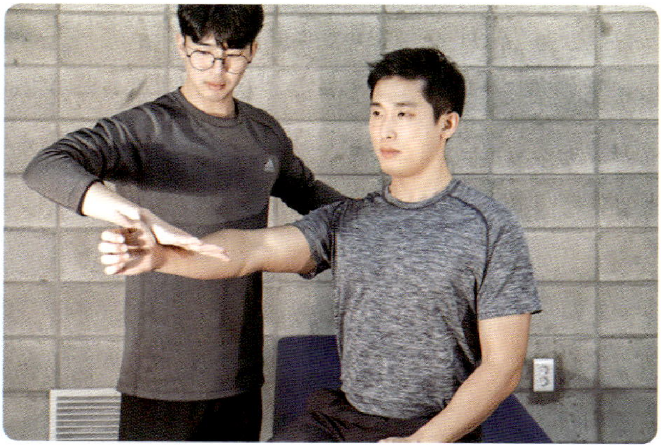

그림 3-36

6 근-신경 조절 평가

근-신경 조절 평가는 움직이는 상황에서 각각의 신체분절들이 움직임의 목적에 맞게 조화롭게 효율적으로 사용되는지를 평가하는 것이다. 그래서 일반적으로 균형능력을 측정하여 평가가 이루어진다. 검사의 순서는 정적 균형 검사 → 동적 균형 검사 → 통합 움직임 검사로 향상시키며 검사한다. 근-신경 운동이 복잡하고 어려운 과정을 거쳐 나오지만 간단하게 설명하면 중추신경계에서 전달된 운동명령이 말초에서 정확하게 수행되며, 말초에서 수행된 움직임에 대한 신체 감각정보가 중추신경계에 정확하게 전달되는 것을 근-신경 운동이라고 할 수 있다.

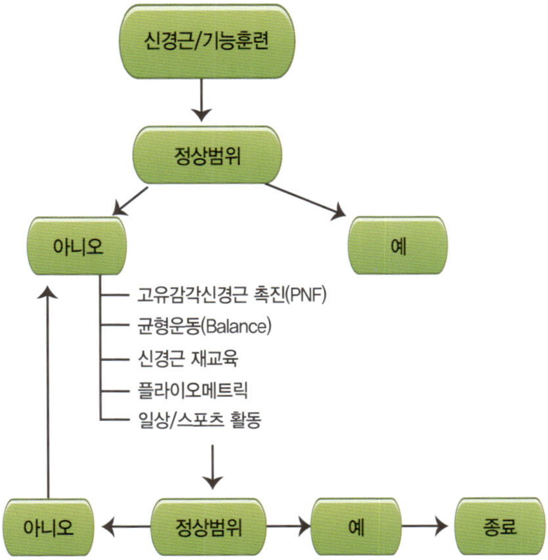

그림 3-37

신경근 효율성 및 기능적 회복 알고리즘은 그림 3-36과 같은 과정을 통해서 평가된다. 신경근, 기능훈련 평가에서 정상일 경우 그라운드 복귀가 결정될 수 있다. 만약 정상이 아닐 경우 고유감각 신경근 촉진(PNF), 균형 훈련, 신경근 재교육, 플라이오메트릭, 일상생활 활동, 스포츠 훈련을 통해 재평가하여 정상이 되었을 경우 그라운드에 복귀하거나 종료를 선언하면 된다. 만약 재평가에서 회복되지 않았을 경우 처음의 단계로 다시 돌아가서 다시 진행하는 과정을 거친다.

신경근 조절 회복과 기능적 안정성 회복에 필수적인 기본 4요소 중 다음에 설명하는 신경근 조절 요소는 아래와 같다.

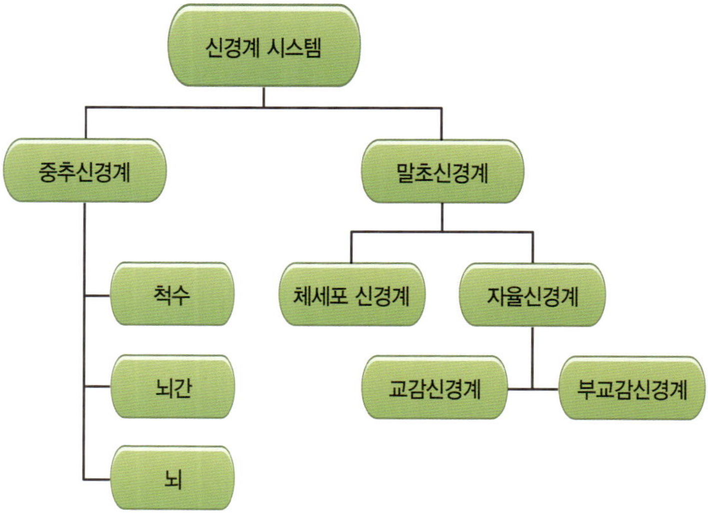

그림 3-38

고유수용성 감각 및 운동감각

- 동적 안정성: 손상된 관절낭-인대 구조의 감각 신경의 회복과 손상되지 않은 말초 구심성의 민감도를 증대시키는 것
- 관절의 동적 안정성: 주동근/길항근 동시작용의 준비를 촉진하는 것
- 신경근 반응 조절: 관절과 건, 근 수용기로부터 반사 경로를 자극하는데 초점을 두는 것
- 기능적 활동: 재상해의 위험을 최소화하면서 회원을 상해 전 활동 수준으로 회복시키는 것
- 고유수용성 감각 및 운동감각, 관절의 동적 안정성, 반사적 신경근 조절, 기능적 운동형태

1) 딥 스쿼트 평가

딥 스쿼트에서 주의 깊게 검사해야 할 것은 몸이 내려가는 동작에서 무릎을 주로 사용해서 내려가는지 아니면 고관절을 주로 사용해서 내려가는지를 확인해야 한다. 무릎을 주로 사용해서 내려가는 동작이 나오면 무릎에 부담을 많이 주는 동작이 된다. 반대로 고관절을 많이 사용하는 동작이 나오면 엉덩이의 힘으로만 스쿼트를 하기 때문에 허벅지 근력을 활성화시키지 못한다. 가장 적절한 비율은 고관절이 조금 먼저 움직여 활성화시킨 후, 무릎이 활성화되어 사용되면서 내려가는 것이 이상적인 자세이다.

2) 팔 굽혀 펴기 평가

팔 굽혀 펴기 동작에서는 움직임을 수행하는 동안 머리부터 발끝까지의 정렬이 잘 이루어져 있는지를 확인한다. 좋은 동작은 머리부터 뒤꿈치까지가 흐트러지지 않은 상태에서 일직선이 되어 올라오고 내려가야 한다.

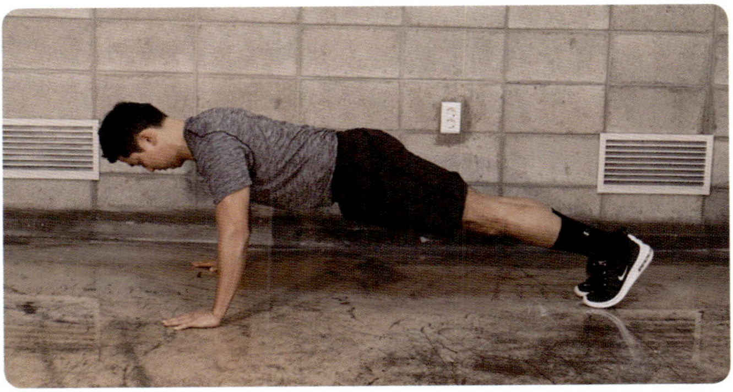

그림 3-39

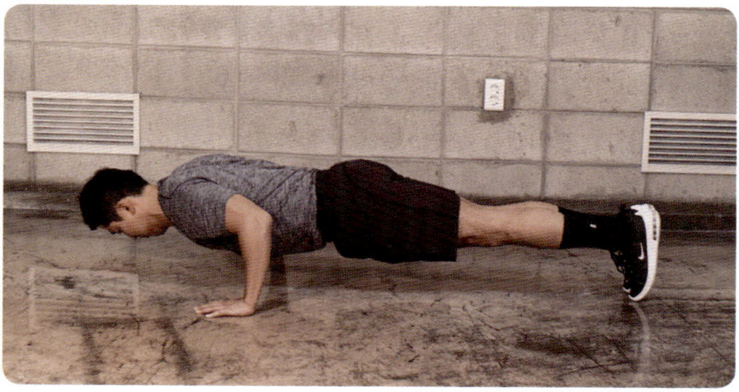

그림 3-40

3) 제자리 걷기 30초 평가

제자리 걷기는 무릎을 90도 정도 올릴 수 있게 하고 팔을 앞뒤로 흔드는 동작으로 한다. 주의 깊게 봐야 할 것은 팔 다리의 들고 내리는 타이밍과 속도를 유지하는 능력을 확인한다. 같은 쪽 다리와 팔이 움직이거나 양쪽의 움직임의 속도가 달라질 경우 근-신경 조절 능력이 떨어지는 것이다.

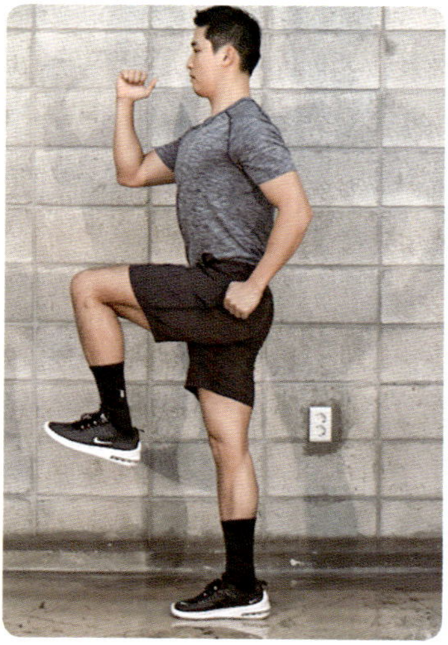
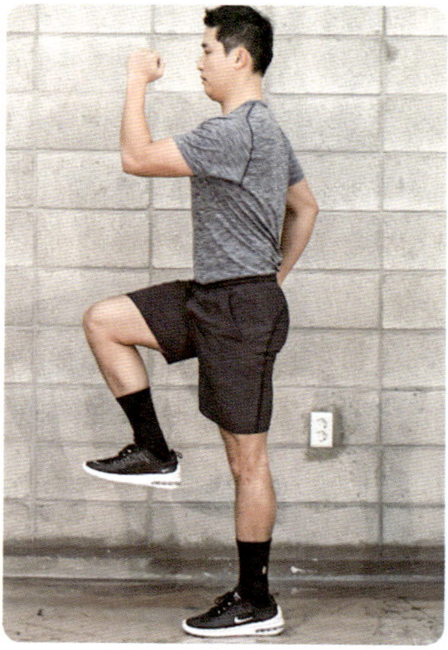

그림 3-41

4) 근골격계 간단한 기능평가 원리

간단한 근골격계 기능평가는 검사를 처음 배우기 시작하는 입문자에게 적합한 평가이다. 이 방법은 모든 관절의 문제점을 완전히 찾을 수는 없지만 인체 6대 관절의 가동성과 안정성의 기능적 문제는 손쉽게 구분할 수 있도록 되어 있다.

나아가 보다 정밀한 검사가 필요할 경우 관절의 가동범위(ROM)와 도수근력검사(MMT)를 통해 평가하는 것을 추천한다.

5) 간단한 가동성 종합평가 프로세스

가동성 검사 중 측면 스쿼트 검사는 어깨, 고관절, 발목의 가동성을 간편하고 빠르게 평가할 수 있는 방법이다.

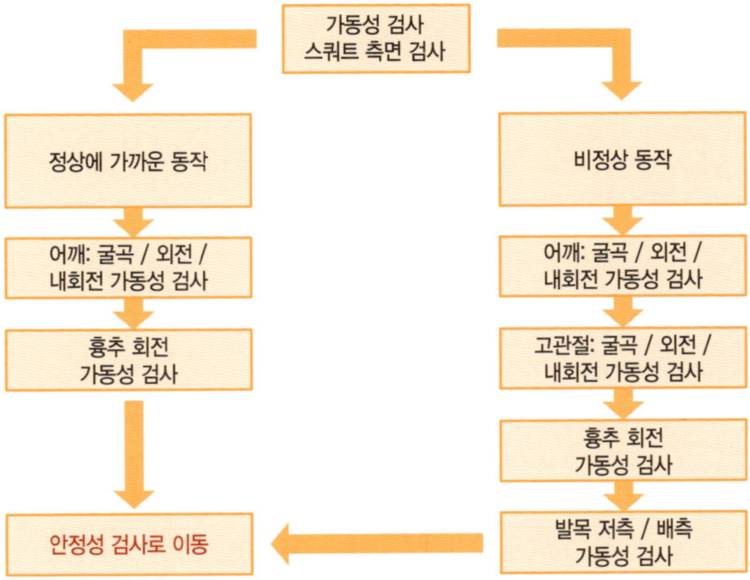

그림 3-42

검사 결과가 정상에 가까운 동작으로 판단될 경우 어깨와 흉추만을 추가적인 가동성 검사를 진행한 후 각각의 가동성에 문제가 없다면 안정성 검사로 진행한다.

반대로 검사 결과가 비정상 동작으로 판단될 경우 어깨, 고관절, 흉추, 발목 모두 추가적인 가동성 검사를 진행한 후 각각의 가동성에 문제가 없다면 안정성 검사로 넘어간다.

6) 간단한 안정성 종합평가 프로세스

안정성 검사는 가동성 검사가 종료된 후 진행한다.

일차적으로 하복부 근력검사를 통해 정상 수준(20도 이하)과 정상 이하수준(30도 이상)을 구분한다.

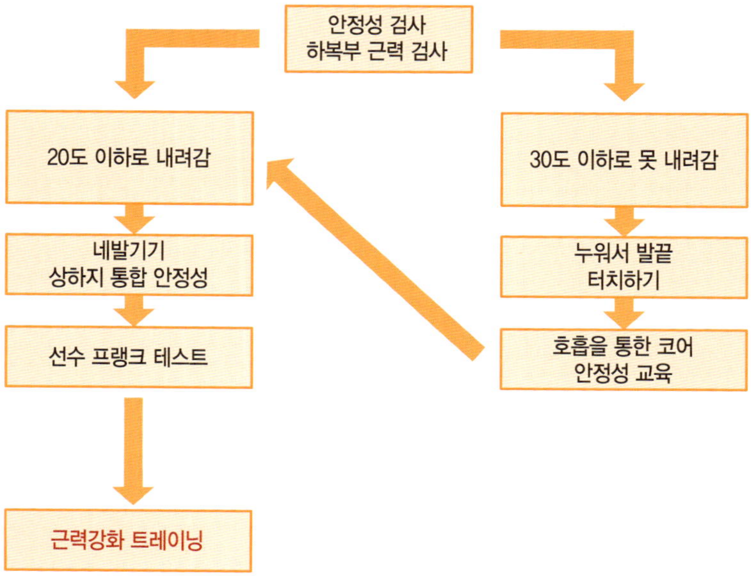

그림 3-43

정상으로 판단될 경우 코어의 회전성 근력 → 코어의 상/하지의 근력 순으로 두 가지 검사 방법을 추가적으로 진행하며 문제가 없다면 근력강화 트레이닝을 적용한다.

정상 이하로 판단될 경우 코어의 회전성 근력 검사 이전에 두 가지 운동방법을 추가적으로 진행하여 정상수준의 하복부 근력을 확보한다.

7 종합 평가

근골격계 기능 약화 평가는 위에서 검사한 것처럼 가동성, 안정성, 근신경계의 기능약화를 각각 검사하여 평가한다. 검사 결과에 따라 가장 문제가 있는 부분이 '가동성'일 경우 이완과 신장을 위한 프로그램이 구성되며, '안정성'이 가장 문제가 되는 것으로 평가될 경우 코어, 견갑골을 중심으로 한 안정성 트레이닝 중심의 운동 중재 프로그램을 구성하게 된다. 근신경계 기능에 문제점이 발견될 경우 움직임의 타이밍과 위치를 조정하여 운동을 지도한다. 하지만 운동 중재 시 항상 가동성이 최우선이며, 그 다음 안정성 운동을 마지막에 근신경계 운동을 지도하는 것이 효율적이다.

초심자들이 가동성, 안정성, 근신경계 평가를 할 때는 정상과 비정상 정도로 구분하는 것이 좋다. 중급자들에게는 좋음 보통 나쁨 정도의 3가지 단계의 구분이 좋다. 상급자는 검사와 평가의 경험이 많기 때문에 매우 좋음, 좋음, 보통 나쁨, 매우 나쁨으로 5단계 구분이 가능해진다.

종합평가에서 우리가 해야 하는 것은 가동성, 안정성, 근신경 조절 운동의 우선순위를 정하는 것이다. 평가 후 운동 프로그램을 너무 세분화하여 작성하면 프로그램이 복잡해져서 운동 효율성이 감소될 수 있다. 운동의 우선순위를 작성하기 위해 평가를 한 것이기 때문에 1번 가동성, 2번 근신경 조절, 3번 안정성 형태로만 작성되면 된다. 이렇게 우선순위를 정하고 운동을 진행하게 되면 트레이닝 과정에서 조금 더 섬세하게 프로그램으로 수정을 하면서 운동진행이 가능해진다.

1) 가동성 평가

가동성 평가는 인체 관절 중 가장 움직임이 많고, 가동성 저하로 문제를 많이 일으키는 관절인 발목, 고관절, 흉추, 어깨를 기본으로 검사하고 평가한다. 평가는 시상면(sagittal plane), 관상면(frontal plane), 수평면(transverse plane)의 순서대로 평가하며 중요도 역시 앞의 순서를 따른다. 가동성의 중요도에 따라서 시상면 50%, 관상면 30%, 수평면 20% 정도가 될 것이다. 만약 발목처럼 하나의 면(plane)만을 검사하면 100%의 비율로 평가하면 된다. 가동성 검사가 더 정밀하게 필요할 때는 관절의 가동범위를 전부 검사하면 정확하게 평가가 된다. 시상면에서의 가동성 문제는 온전하게 가동성의 문제로 평가한다. 관상면에서의 가동성 문제는 가동성과 안정성의 공통된 문제로 평가한다. 마지막으로 수평면에서의 가동성 문제는 안정성의 문제로 평가되어야 한다.

표 3-8

검사 목적/항목	움직임의 면	움직임	평가 후 운동 목표
가동성 검사 (mobility test)	시상면 가동성 제한 (sagittal plane)	굴곡/신전	가동성 운동
	관상면 가동성 제한 (frontal plane)	외전/내전	가동성 + 안정성 운동
	수평면 가동성 제한 (transverse plane)	내회전/외회전	안정성 운동

2) 안정성 평가

안정성 평가는 코어 및 안정화 근육의 힘이 있는지 평가하는 것과 사지의 움직임 동안 코어가 안정자 역할을 하는지로 구분하여 평가하여야 한다. 첫 번째 안정성(근력)의 평가는 복부의 근력 및 둔근의 근력을 검사하는 것으로 크런치 또는 도수근력 평가로 둔근과 견갑골의 근력을 평가한다. 이 평가에서 안정성이 약하게 나왔을 경우 코어의 근력이 부족하기 때문에 근력 강화에 중점을 두고 운동을 지도해야 한다. 두 번째 안정성 평가는 팔과 다리의 움직임이 있는 상태에서 코어의 안정성을 검사는 것으로 플랭크 또는 상하지 통합 안정성 검사를 진행한다. 이 평가에서 안정성이 약하게 나왔을 경우 코어의 근력은 좋으나 사지의 움직임 중 사지의 연결능력이 부족하기 때문에 팔다리가 움직이는 동안 코어의 근력을 강화시키는 운동으로 구성해야 한다. 이러한 이유 때문에 검사 방법이 바로 운동 방법이 되는 것이 가장 좋다.

3) 근신경계 평가

근신경계(평형성, 움직임의 순서)의 평가는 가동성과 안정성의 평가가 이루어지지 않으면 의미가 없다. 가동성과 안정성이 좋지 않을 경우 근-신경 조절 능력이 좋지 않은 것은 당연한 결과이기 때문이다. 따라서 근신경계의 온전한 문제라고 정의할 때는 가동성과 안정성이 우수한 수준일 때 가능하다. 가동성과 안정성이 일정 수준 미만일 경우에는 근-신경 조절 능력을 약화시키 원인이 된다. 가동성, 안정성, 근-신경 조절 능력을 완전하게 구분할 수는 없지만 그래도 하나씩 각각 평가를 해야 운동의 목표를 조금 더 정확하게 정하고 진행할 수 있다.

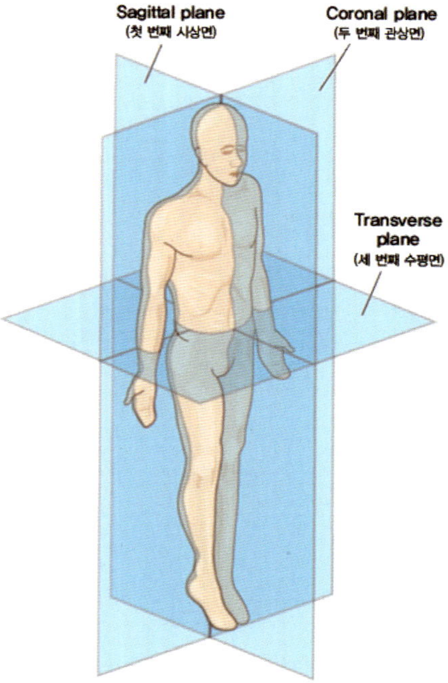

그림 3-44

4) 운동 프로그램 디자인 예시

운동 프로그램 예시에서 가동성, 안정성, 근-신경 조절 운동의 우선순위를 구분하려고 하는 것은 운동 시간의 비율을 작성해서 운동의 방향성을 잡으려고 하는 것이다. 우선순위의 가장 앞에 있는 운동이 운동시간 비율이 가장 많아지게 되고, 가장 뒤에 있는 운동이 운동시간 비율이 가장 적어지게 작성을 한다.

가동성, 안정성, 근신경 평가표

가. 가동성 예시

		평가 레벨(% 표기)	A	B	C	D	F
근신경조절(motor-contron)		SAT	☐	☐	☑	☐	☐
		push up	☐	☐	☐	☑	☐
		hip hinge	☐	☑	☐	☐	☐
안정성(stability)		plank 3min	☐	☐	☑	☐	☐
		leg lowering	☐	☑	☐	☐	☐
		curl up	☑	☐		☐	☐
가동성(mobility)		어깨(shoulder)	☐	☐	☑	☐	☐
		흉추	☐	☐	☐	☑	☐
		고관절(hip)	☐	☐	☐	☑	☐
		발목(ankle)	☐	☑	☐	☐	☐

평가 레벨을 살펴보면 고관절, 흉추 가동성이 D 레벨, 안정성 평가 C 레벨, 근신경 평가 C로 평가되었다. 따라서 운동의 우선순위은 고관절, 흉추 가동성 > 안정성 > 근신경 조절 운동으로 구성한다.

운동 구성	운동 목표	운동 시간 (50분)	운동 항목 ***고관절, 흉추 가동성 > 안정성 > 근신경조절
준비운동	유순소	5분	자전거 또는 트레드밀 걷기
본 운동	흉추 가동성 고관절 가동성	45분	*호흡을 포함한 스트레칭 및 코어운동 1. 흉추 폼롤러 3분 / 흉추 폼롤러 신전 2분 2. 고관절 폼롤러 5분 3. 누워서 흉추 회전 스트레칭 / 네발기기 5분 4. 스모 스쿼트 흉추 회전 10개*3세트-5분 5. 누워서 SLR 스트레칭 10개*3세트 5분 6. 런지 자세 스트레칭 10개*5세트 3분 7. 핸드워크 10개 *3~5분 8. 크런치 20개 3세트 5분 9. SLR 코어 운동 20개 *2세트 분 10. 견갑골 모으기 A, W, T, Y 10개씩-5분 정리운동
정리운동		15분	-유산소 운동 및 스트레칭

나. 안정성 예시

		평가 레벨(% 표기)	A	B	C	D	F
근신경조절(motor-contron)		SAT	☐	☐	☐	☑	☐
		push up	☐	☐	☑	☐	☐
		hip hinge	☐	☑	☐	☐	☐
안정성(stability)		plank 3min	☐	☐	☐	☐	☑
		leg lowering	☐	☐	☑	☐	☐
		curl up	☐	☐	☑	☐	☐
가동성(mobility)		어깨(shoulder)	☐	☑	☐	☐	☐
		흉추	☐	☐	☑	☐	☐
		고관절(hip)	☐	☑	☐	☐	☐
		발목(ankle)	☐	☐	☑	☐	☐

평가 레벨을 살펴보면 발목, 흉추 가동성이 C 레벨, 안정성 평가 D 레벨, 근신경 평가 B로 평가되었다. 따라서 운동의 우선순위은 코어 안정성 > 발목, 흉추 가동성 > 근신경 조절 운동으로 구성한다.

운동 구성	운동 목표	운동 시간 (50분)	운동 항목 ***고관절, 흉추 가동성 > 안정성 > 근신경조절
준비운동	유산소 스트레칭	15분	–자전거 또는 트레드밀 걷기 5분 –발목, 흉추 폼롤러 및 스트레칭 10분
본 운동	견갑골 코어 안정성	35분	1. 크런치 최대치 2. 크런치 측면 최대치 3. 견갑골 모으기 15개 4. 엎드려 Y자 운동 최대치 5. 발끝 터치 코어 운동 최대치 6. 누워서 한 다리씩 내리기 운동 최대치 7. 누워서 팔 내리기 코어 운동 20개 8. 프론트 스쿼트 15개 3세트 9. 스타 밸런스 한 다리 후방 미끄러지기 10개 2세트
정리운동	셀프 운동	10분	–유산소 운동 및 스트레칭

다. 근신경 예시

		평가 레벨(% 표기)	A	B	C	D	F
근신경조절(motor-contron)		SAT	☐	☐	☐	☑	☐
		push up	☐	☐	☑	☐	☐
		hip hinge	☐	☑	☐	☐	☐
안정성(stability)		plank 3min	☐	☐	☐	☐	☑
		leg lowering	☐	☐	☑	☐	☐
		curl up	☐	☐	☑	☐	☐
가동성(mobility)		어깨(shoulder)	☐	☑	☐	☐	☐
		흉추	☐	☐	☑	☐	☐
		고관절(hip)	☐	☑	☐	☐	☐
		발목(ankle)	☐	☐	☑	☐	☐

평가 레벨을 살펴보면 어깨, 발목 가동성이 B 레벨, 안정성 평가 B 레벨, 근신경 평가 C로 평가되었다. 따라서 운동의 우선순위는 근신경 조절 운동 > 안정성 > 가동성 운동으로 구성한다.

운동 구성	운동 목표	운동 시간 (50분)	운동 항목 ***고관절, 흉추 가동성 > 안정성 > 근신경조절
준비운동	유산소 스트레칭	15분	-자전거 및 트레드밀 5분 -발목 폼롤러 및 스트레칭 3분 -어깨 폼롤러 및 스트레칭 7분
본 운동	견갑골 코어 안정성	35분	1. 크런치 최대치 2. 견갑골 모으기 3. 턱걸이 매달리기 10개 4. 프랭크 로윙 5. 런지 케이블 회전 6. 인버티드 햄스트링 7. 데드 리프트 8. 팔 굽혀 펴기 9. 한 손 벤치프레스
정리운동	셀프 운동	10분	-유산소 운동 및 스트레칭

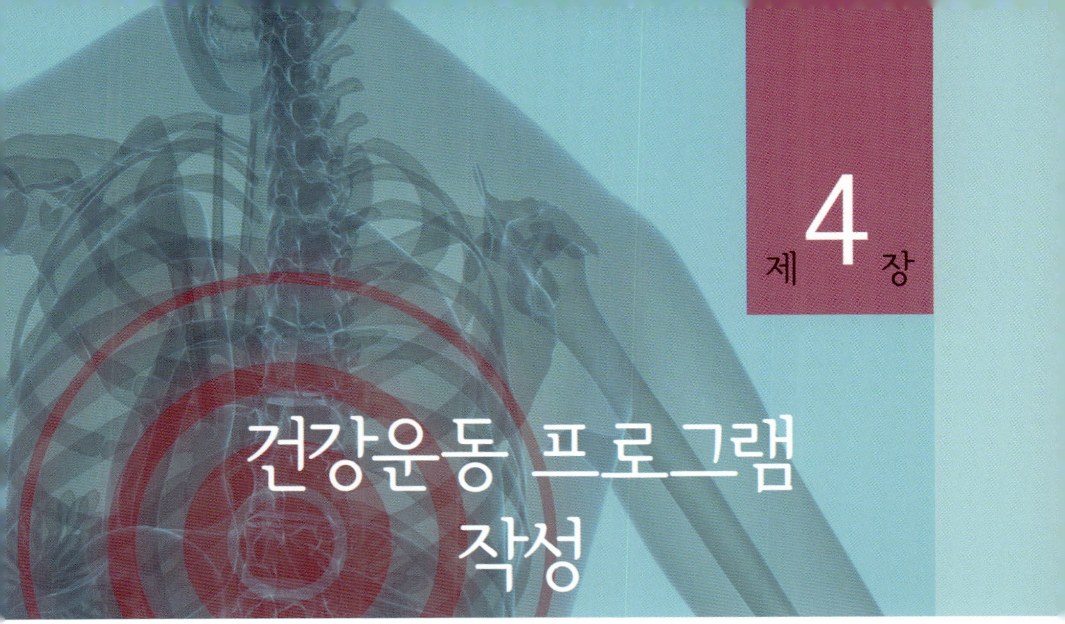

제 4 장

건강운동 프로그램 작성

1 트레이닝 주기화

트레이닝 주기화란 선수 개개인 또는 팀의 트레이닝 목표 달성을 위해 체계적인 계획을 수립하는 것이다. 목표는 가장 중요한 날짜나 기간 또는 경기에서 최상의 성과를 달성할 수 있게 계획을 작성하여 회원(선수)에게 제공하는 것이다. 특정기간 동안 훈련 프로그램을 선수(회원)에게 필요한 요소들로 구성하여 점진적으로 체력을 향상시키는 것이다. 주기화 프로그램은 선형(linear)과 비선형(non-linear)으로 구분할 수 있다. 선형은 규칙적인 스케줄에서 특정 시점에서 최상의 성과를 위해 사용되며, 비선형은 프로 스포츠와 같이 긴 기간 동안 불규칙적인 스케줄에서 최상의 신체적 상태를 유지하는 데 사용된다.

표 4-1

휴식기 →	시즌 전 →	시즌기
웨이트 트레이닝 달리기 기술연습 다른 스포츠 참여	웨이트 트레이닝 달리기 기술연습 전술 습득(강도의 증가)	프로그램 유지 컨디션 유지

컨디셔닝 프로그램은 주기화 프로그램을 사용하여 훈련 프로그램을 오프 시즌, 프리 시즌, 인 시즌 또는 포스트 시즌으로 구분할 수 있다. 트레이닝은 시합에 맞춰 조직되고 계획되어야 하며, 회원(선수)의 잠재력, 경기 또는 경쟁에서의 성과, 시합 일정 등이 고려되어야 한다. 운동 선수의 경기력 향상을 위한 트레이닝 중 계획된 훈련 내용은 선수의 신체적 상태 및 훈련 환경에 따라 수정될 수 있어야 함으로 유연함을 가지고 있어야 한다.

근력 트레이닝을 하기 위해서는 표 4-2의 다섯 가지 원칙을 기본으로 시작하는 것이 부상을 예방하고 운동수행력을 향상시킬 수 있는 방법이다. 첫 번째, '관절의 유연성' 발달이다. 모든 트레이닝에서 가장 우선되어야 하는 것은 정상적인 유연성을 확보하는 것이다. 정상적인 유연성이 확보되지 않은 상태에서 트레이닝이 진행

표 4-2

근력 트레이닝의 5가지 기본 원칙
1. 관절의 유연성 발달 2. 건의 발달 3. 척추근의 발달 4. 고정근의 발달 5. 각각의 근육이 아닌 동작 트레이닝

될 경우 근육의 양과 힘의 균형이 무너지고 잘못된 운동패턴이 우리 몸에 저장된다. 두 번째, '건의 발달'이다. 트레이닝 시 근골격계 중 가장 먼저 발달에 적응하는 것은 근육이다. 근육은 혈액공급이 잘 되는 조직이기 때문에 트레이닝에 대한 적응 역시 매우 뛰어나다. 하지만 건과 인대는 상대적으로 혈액 공급이 잘 이루어지지 않아 발달은 더디게 진행된다. 건과 인대의 적응을 위한 트레이닝은 충분한 시간을 통해 운동의 강도가 점진적으로 계획되어야 한다. 또한 건과 인대는 관절 및 신체의 움직임 및 안정성에 관련된 많은 정보를 뇌로 전달하는 데 중요한 역할을 하기 때문에 면밀한 트레이닝을 통해 발달되어야 한다. 세 번째 '척추근의 발달'이다. 인체가 힘을 발휘할 때는 척추근(코어: 요추, 골반, 엉덩이의 복합체)의 안정성에서 먼저 시작된다. 근력을 발휘하는 신체의 모든 동작은 척추근에서 먼저 활성화가 시작되어 사지로 뻗어나가게 된다. 따라서 트레이닝을 본격적으로 하기 이전에 척추근을 발달시키는 것이 필요하다. 네 번째는 '고정근의 트레이닝'이다. 고정근 개념은 사지의 움직임 기능을 효과적으로 발휘하기 위해 몸통의 관절들이 안정화되어야 한다는 원리로 상지와 몸통을 연결하는 견갑대나 하지와 몸

표 4-3

훈련 목표에 따른 운동량 부여		
훈련 목표	**목표 횟수**	**세트**
근 파워	1~2	3~5
최대 근력	6회 이하	2~6
근 비대	6~12	3~6
근지구력	12~20	2~3

표 4-4

<table>
<tr><td>RM</td><td>2</td><td>3</td><td>4</td><td>5</td><td>6</td><td>7</td><td>8</td><td>9</td><td>10</td><td>11</td><td>12</td><td>13</td><td>14</td><td>15</td><td>16</td><td>17</td><td>18</td><td>19</td><td>20</td></tr>
<tr><td rowspan="4">트레이닝 목표</td><td colspan="5">근력</td><td colspan="5">근력</td><td colspan="5">근력</td><td colspan="4">근력</td></tr>
<tr><td colspan="4">파워</td><td colspan="5">파워</td><td colspan="5">파워</td><td colspan="5">파워</td></tr>
<tr><td colspan="5">근 비대</td><td colspan="5">근 비대</td><td colspan="5">근 비대</td><td colspan="4">근 비대</td></tr>
<tr><td colspan="4">근지구력</td><td colspan="4">근지구력</td><td colspan="6">근지구력</td><td colspan="5">근지구력</td></tr>
</table>

통을 연결하는 골반을 대표적이다. 이러한 원리는 위에서 다룬 '척추근의 트레이닝'에서 설명한 내용과 동일한 개념이다. 다섯 번째는 '각각의 근육이 아닌 동작의 트레이닝'이다. 근육에 집중해서 트레이닝을 진행할 경우 근육의 발달은 나타날 수 있으나, 신체 움직임의 향상은 상대적으로 기대하기 어려워 효과적인 트레이닝 결과를 얻는 데 한계가 있다. 통합적인 움직임을 기반으로 트레이닝을 진행할 경우 각각의 근육도 발달되고 동시에 움직임도 좋아질 수 있다.

트레이닝 훈련 목표에 따라서 반복 횟수 및 세트 수는 변화가 필요하다. 근지구력 발달을 위해서는 반복 횟수는 12~20회 정도가 적당하며 세트 수는 2~3세트가 효과적이다. 근비대를 위한 트레이닝은 6~12회 정도가 적당하며 세트 수는 3~6세트가 효과적이다. 최대 근력 트레이닝은 6회 이하 정도가 적당하며 세트 수는 2~6세트가 효과적이다. 근파워 트레이닝은 1~2회 이하 정도가 적당하며 세트 수는 3~5세트가 효과적이다(표 4-3).

저항 트레이닝에서 반복 횟수의 연속성은 아래와 같은 방식으로 구성된다. 반복 횟수(RM: repitation maximum)의 의미는 더 이상 반복하지 못한다는 것을 의미한다. 만약 12회의 운동을 반복했다는 것은 자신이 최대 노력을 했을 경우 13번의 반복이 불가능하다는 것이다. 트레이닝 목표가 무엇인지에 따라서 반복 횟수를 변화시키면서 원하는 목표를 이루어야 한다(표 4-4).

저항 트레이닝 반복 횟수에 따른 운동 강도는 표 4-5를 참고하면 된다. 1번의 반복 횟수가 100%의 운동강도이고, 6번의 반복 횟수가 85%의 운동강도이며, 12번의 반복 횟수가 70%의 운동강도이다. 반복 횟수에 따른 강도 설정은 표 4-5를 기준으로 하면 된다.

훈련 목표에 따른 휴식시간의 부여는 매우 중요한 요소 중 하나이다. 휴식 시간을 지키지 않으면 트레이닝 목표가 달라질 수 있기 때문이다. 일반적으로 근지구력 트레이닝은 약 30초 이하의 휴식 시간을 부여한다. 근 비대 트레이닝은 30초에서 1분 30초 정도의

표 4-5

1RM의 최대중량 비율	반복 횟수	트레이닝 타입
60%	17	**지구력** – 근력과 스테미너
65%	14	
70%	12	**파워** – 근육크기와 약간의 근력
75%	10	
80%	8	
85%	6	
90%	5	**근력** – 최대근력 프로그램
95%	3	
100%	1	1회 반복 횟수(최대 무게)

표 4-6

훈련 목표에 따른 운동량 부여	
훈련 목표	**휴식시간**
최대 근력	2~5분
근 파워	2~5분
근 비대	30초~1분30초
근지구력	30초 이하

휴식 시간을 부여하며, 근파워와 최대근력 트레이닝은 2~5분의 휴식시간을 부여한다. 이렇게 트레이닝 목표에 따른 휴식 시간 부여는 트레이닝의 중요한 요소 중 하나이다(표 4-6).

2 운동 수행력 단계 구분

최고의 운동 수행력과 경기력은 그림 4-1의 '신체', '인지', '신경', '에너지 시스템' 의 네 가지 항목과 하위 요소들이 조화롭게 활성화되어야 가능하다. 이 책에서는 신체적인 부분에서 필요한 부분만 다루었다. 신체적 파워는 근력과 움직임 스피드의 합에 의해서 발생된다. 움직임의 스피드는 움직임의 방향성과 시간의 변화로 결정된다. 근력은 안정성과 가동성에 의해 만들어진다. 이렇게 파워는 하위 요소들이 얼마나 잘 준비되었는지에 따라 결정된다. 그러므로 전문가는 파워가 부족한 회원(선수) 트레이닝할 때 파워의 하위 요소 중 각각의 결핍요소를 평가하여 각 단계에 맞는 프로그램을 적용할 수 있어야 한다.

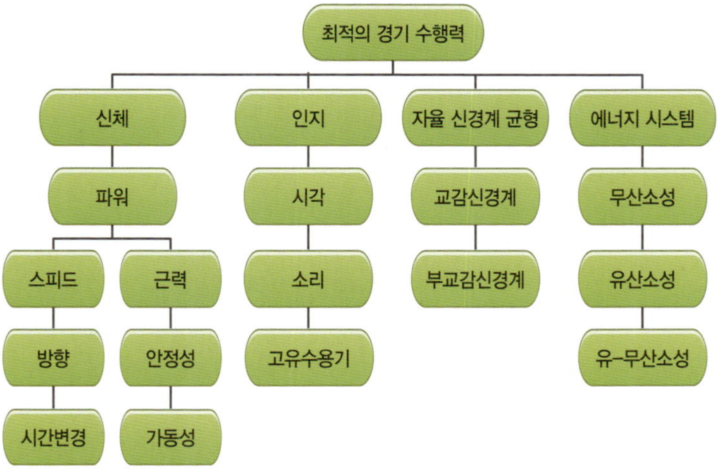

그림 4-1

운동 수행력의 단계는 3가지로 나누어진다. '1단계'는 신체 회복을 위한 단계, '2단계'는 강화를 위한 단계, '3단계'는 향상을 위한 단계이다. 1단계는 회복단계로 가동성(mobility)과 안정성(stability)을 만들고 균형(balance)과 협응성(coordination)을 부상 이전의 단계로 회복시키는 과정이다. 2단계는 강화단계로 심폐기능(cardiovascular capacity)과 근력강화(strength)를 만드는 과정이다. 보통 2단계가 일반적인 생각하는 트레이닝이라 할 수 있다. 3단계는 스포츠 기능향상을 위한 단계로 파워(power), 민첩성(agility), 스피드(speed), 지구력(endurance)을 만들어 스포츠 기술을 향상시키는데 도움을 줄 수 있는 단계이다. 그림 4-2와 같이 하위 항목에서 상위 단계로의 향상은 하위 단계의 트레이닝이 100% 수행되었을 때 향상시키는 것이 아니라 70% 정도 수행 가능할 때 상위 단계의 운동을 함께 병행하며 향상시킨다. 하지만 각각의 항목 중 50% 미만(과락)이 되는

SSAMBA
S = Speed(스피드)
S = Strength(근력) S = Stability(안정성)
A = Activation(활성화) M = Mobility(가동성) B = Breathing(호흡) A = Alignment(정렬)

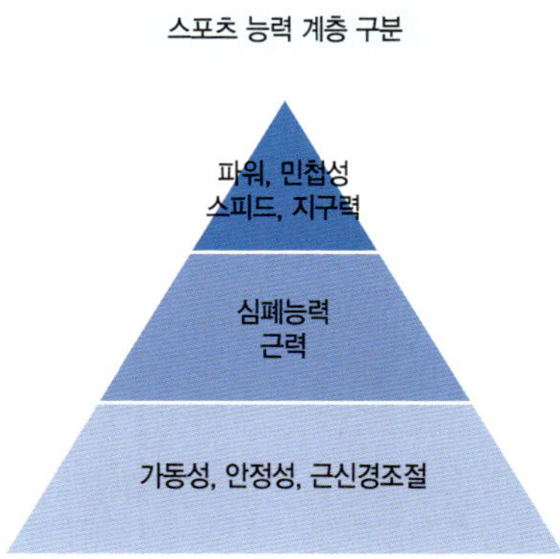

그림 4-2

항목이 있을 경우 해당 항목에 대한 트레이닝을 더 집중하고 최소 60% 이상으로 증진시킨 후 상위 단계와 함께 진행하는 것이 효과적이다.

3 운동 프로그램 구성의 실제

운동 프로그램을 구성하기 위해서는 회원(선수)의 체력수준이 명확히 구분되어야 하며, 이를 위해 정확한 검사가 반드시 필요하다. 체력수준이 회복기에 있다면 가동성과 안정성 위주의 트레이닝이 될 것이고, 체력수준이 강화기에 있다면 근력 강화 또는 심폐지구력 향상을 위한 트레이닝이 될 것이다. 체력수준이 향상기에 있다면 스피드를 향상시켜 파워를 향상시키고 스포츠 특이적 트레이닝을 진행해야 한다. 이렇듯 운동을 지도하는 방향성은 회원(선수)의 체력수준에 따라

표 4-7 운동 트레이닝 변인들

운동면	신체자세	기저면	상체 대칭성	하체 대칭성	평형성 양식	외부 저항
시상면	바로 눕기	운도 벤치	두 팔	두 발	마루	자벨
관상면	엎드려 눕기	안정 볼	팔 교차	발 엇갈리게	스포츠 빔	덤벨
횡단면	옆으로 눕기	밸런스 양식	한 팔	한 발	1/2 폼롤러	케이블머신
복합	앉기	기타	한 팔 회전	불안정한 두 발	에어렉스 패드	유빙
	무릎꿇기			불안정한 엇갈린 발	다이나 디스크	메디슨볼
	반무릎꿇기			불안정한 한 발	BOSU	파워볼
	서기				프로프리오 신발	바디클레이드
					모래	기타

구분되기 때문에 전문가는 회원(선수)의 체력수준을 정확하게 파악하는 것이 요구된다.

회복기의 운동 프로그램은 수동적, 능동적 유연성을 회복시키는 단계로 구성되어야 한다. 억제에서는 폼롤러와 볼, 마사지건을 이용하여 과활성화된 조직을 억제 및 완화시켜준다. 신장은 정적 스트레칭과 동적 스트레칭을 통해서 과활성화된 조직을 스스로 움직여 이완시키는 것이 이 단계의 목적이다.

강화기의 운동 프로그램은 근지구력과 근력강화 그리고 심폐지구력을 향상시키는 단계로 구성되어야 한다. 근지구력, 근력을 강화시키는 저항운동은 무게를 증가하거나 반복횟수를 감소시키는 것으로 조절하고 저항 움직임의 면은 1개의 면에서 3개의 면까지 점진적으로 통합하여 향상시키는 것을 목표로 구성한다. 심폐지구력 프로그램은 최대산소섭취량을 증가시켜 유산소성 능력을 향상시키는 것을 목표로 구성한다.

향상기의 운동 프로그램은 스피드, 민첩성, 빠른 움직임(시각,

ITEM / PHASE	회복(Recovery)	강화(Strength)	향상(Performance)
치유 (Healing)	통증 지수(VAS)감소 10->5->0		
기저면 (Base of Support)	Supine, Prone / Side, Quadruple / Kneeling Half Kneeling	Supine -> Prone -> Side -> Quadruped -> Kneeling -> Half Kneeling -> Standing -> Single leg & Arm	
근골격계 (Muscular Skeletal)	Mobility Stability(Isometric) Motor-control / Concentric (Corrective)	Concentric+Eccentric (Resistance / Single -> Intergrate)	Eccentric / Rhythm & Timing
심혈관계-LB (Cardiovascular)	Endurence / Walk Pace & Tempo	Interval Training / Sprint, Repeted	Speed Agility Quickness / Sports Specific
기술 적응-UB (Skill Adaptation)		투수 예시 -> Interval Throw Program. Level 1	Interval Throw Program. Level 2 / Game Adaptation

그림 4-3

청각에 의한 움직임의 변화)을 만들어 내는 것을 목표로 구성되어야 하며, 대표적인 운동으로 플라이오메트릭 운동이 많이 사용된다. 이 시기에서는 빠른 속도의 움직임과 다양한 방향의 방향전환 능력을 만들어내는 트레이닝으로 전환되어야 한다.

1) 회복(recovery)

회복기 훈련의 하위 항목에는 가동성, 안정성, 근-신경 조절 능력 훈련이 포함된다. 예를 들어 만약 현재 가동성 단계에 있는 회원이라면 가동성 운동, 안정성 운동, 근-신경 조절 운동이 8 : 1 : 1의 비율로 프로그램이 구성되어야 한다. 만약 안정성 운동이 필요한 회원일 경우 가동성, 안정성, 근-신경 조절 운동이 2 : 7 : 1의 비율로 프로그램이 구성되어야 한다. 마지막으로 근-신경 조절이 필요한 경우에는 가동성, 안정성, 근-신경 조절 운동이 1 : 3 : 6으로 구성되어야 한다. 이렇게 하나의 운동 목적을 가지고 있다고 하더라도 다른 두 가지의 항목이 같이 프로그램에 들어가 있어야 한다. 그림 4-4처럼 세 가지 항목의 운동을 완전하게 구분한다는 것은 거의 불가능하기 때문이다.

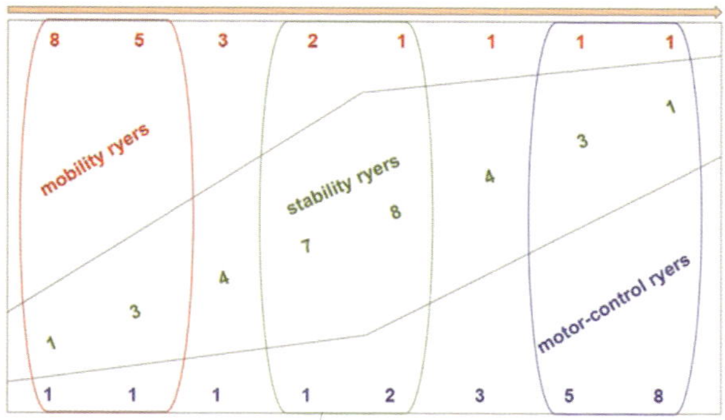

그림 4-4

2) 회복기 운동비율 예시

가. 억제 : 폼롤러, 볼롤러 자가 이완

과활성화된 조직을 억제시키기 위해서 폼롤러나 공을 사용하는 것이 편리하다. 억제해야 하는 범위가 넓거나 처음하는 회원은 통증이 크기 때문에 폼롤러를 이용하는 것이 좋다. 억제해야 하는 범위가 작거나 근육 깊은 곳이 목적이면 공을 이용하는 것이 더 효과적이다. 롤러를 이용할 때 주의할 점은 신체 정렬을 올바르게 잡고 해야

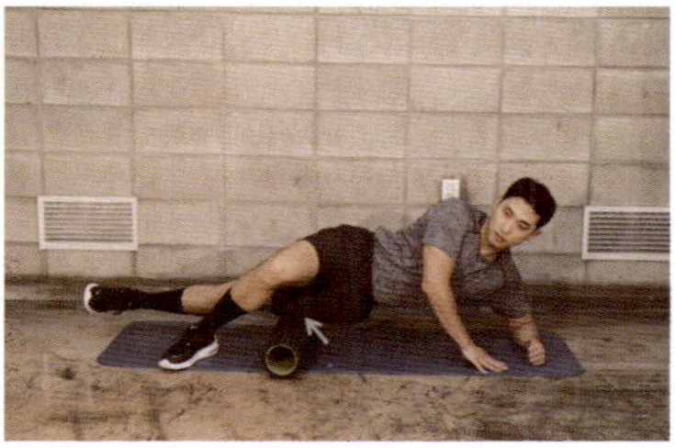
폼롤러 ITB

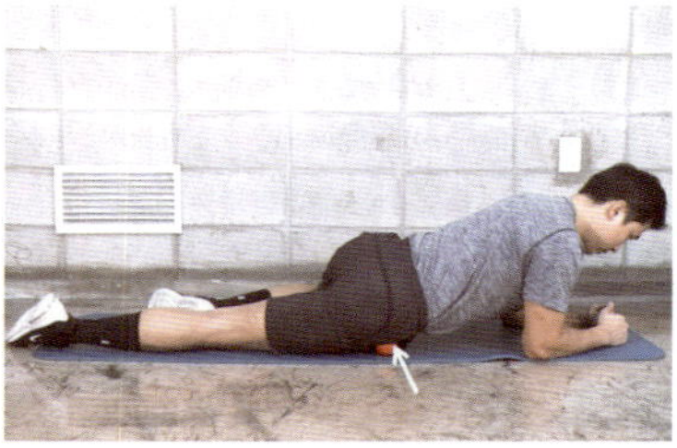
볼롤러 TFL

그림 4-5

하며, 이완되는 부분을 스스로 힘을 빼면서 천천히 호흡과 함께 하는 것이 효과적이다.

나. 가동성 운동: 정적 스트레칭, 동적 스트레칭

과활성화된 조직을 롤러를 통해 억제시킨 후 억제한 부분을 스트레칭을 통해 이완시키는 단계이다. 과활성된 조직의 경우 스트레칭 등 조직을 신장시켰을 때 방어적인 기전이 발생되어 이차적인 조직의 과

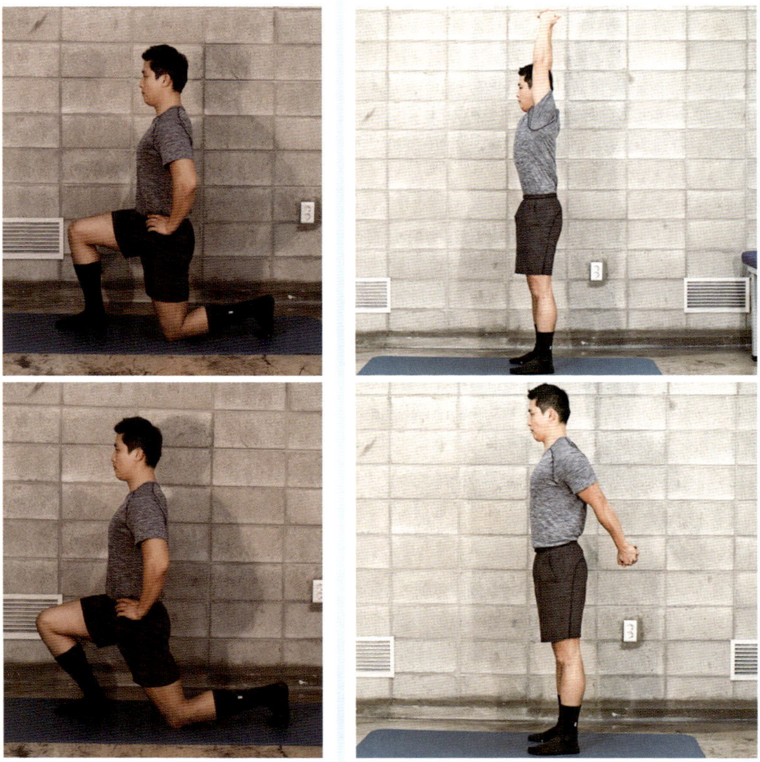

정적 스트레칭 psoas　　어깨 굴곡, 신전 스트레칭

그림 4-6

긴장을 유도할 수 있기 때문에, 억제 단계를 거친 후 스트레칭은 매우 중요하며, 이를 통해 보다 효율적인 과활성 조직의 이완을 유도할 수 있다. 정적 스트레칭은 움직임이 없는 상태에서 원하는 근육군을 10초에서 시작하여 40초까지 점진적으로 스트레칭한다. 만약 정상 근육 길이의 70% 정도 회복이 되었다면 동적 스트레칭으로 전환한다.

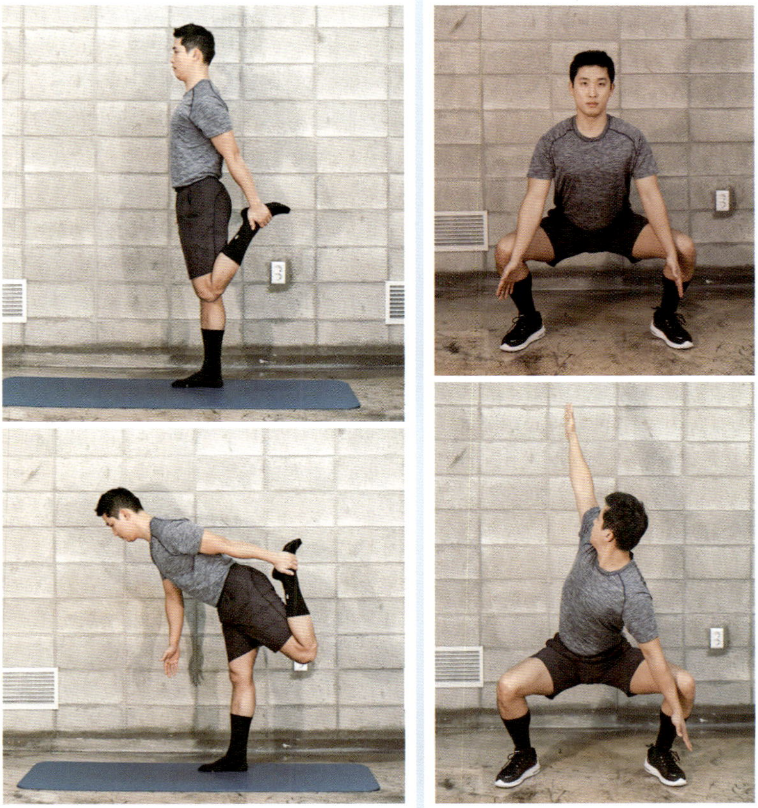

동적 스트레칭 대퇴사두근　　스모 스쿼트 몸통 회전 스트레칭

그림 4-7

동적 스트레칭은 움직임이 포함된 상황에서 안정성을 기반으로 가동성을 만드는 단계로 이완시키기 위한 근육군을 연결하여 이완시키며 근육의 탄성을 조금씩 만들어 가는 과정이다. 동적 스트레칭 중에 집중해야 할 것은 이완되기 쉬운 복부, 등 중간부위 등의 근육이 활성화된 상태로 동작을 해야 한다. 특히 동적 스트레칭 중 복부 근육이 동원될 수 있도록 호흡과 함께 활성화에 집중하면서 진행해야 한다.

다. 안정성 운동

안정성 운동은 견갑골, 코어(내-외 복사근, 복횡근, 다열근) 둔부까지 운동범위로 포함하여 진행한다. 해당 근육군의 근력이 약한 경우 절대 근력을 향상시키는 것이 필요하며, 근력을 만들기 이전에 호흡을 통해 호흡근을 트레이닝시키는 것이 우선되어야 한다. 사지의 효율적인 움직임 기능을 위해 안정성 훈련 초기에는 호흡근과 안정성 근육을 분리하여 훈련하는 것이 효과적이다. 코어 근력이 약한 회원(선수)일 경우 운동 중 호흡을 멈추는 것이 일반적인 원인으로 파악될 수 있으며 이는 호흡을 수정하는 것을 기본으로 조절한다.

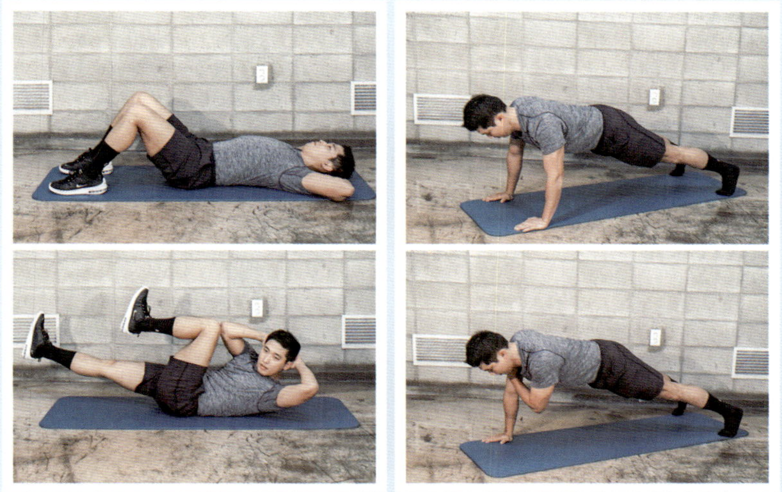

크런치(Crunch) Plank Shoulder Tapping

그림 4-8

라. 근신경 조절 운동

근신경 조절 운동의 핵심 요소는 중추신경계와 말초신경계의 협응능력이다. 중추신경계의 운동명령이 말초신경계에 정확하게 전달 및 수행되어야 하며, 말초신경계의 상태 및 변화가 중추신경계로 정확하게 전달되어 올바른 판단 및 운동 계획이 수립될 경우 근신경 조절 능력이 좋다고 할 수 있다. 근신경 조절 능력이 감소되어 있는 상태에서 신체 움직임이나 트레이닝을 진행할 경우 효과적인 움직임 및 훈련효과를 기대하기 어려우며, 오히려 회원(선수)이 부상 위험성에 노출될 수 있기 때문에 정상적인 근신경 조절 능력을 유지시키고 발달 시키는 것은 매우 중요하다.

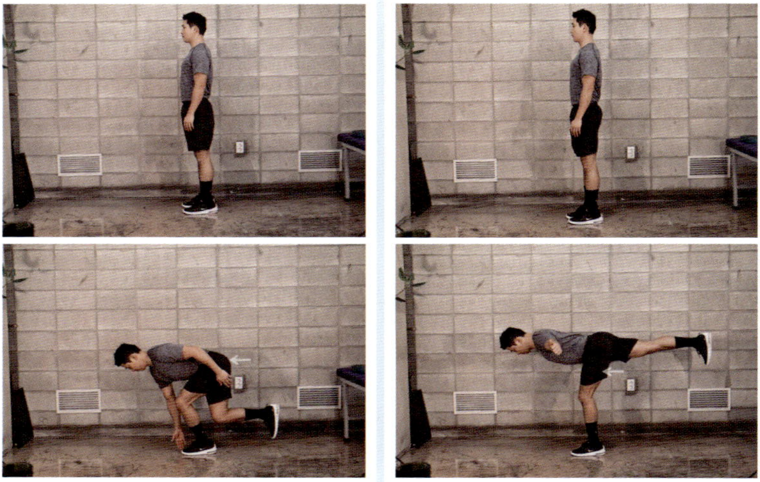

SAT

Inverted Hamstring

그림 4-9

3) 강화(strength): 단일관절, 통합관절 밀기(push), 당기기(pull)

저항성 트레이닝을 전통적인 웨이트 트레이닝의 종목으로 구분을 하게 되면 사용하는 장비와 동작을 한정적으로 사용하게 되는 단점이 있다. 또한 한정된 동작과 장비의 이용으로 트레이닝의 흥미를 유발하는 데 어려움이 발생될 수 있다. 따라서 저항 운동의 방법을 밀기(push)와 당기기(push)로 구분을 하게 되면 다양한 도구를 이용하여 트레이닝할 수 있어 흥미로운 트레이닝이 될 수 있다. 밀기와 당기기로 운동을 나누게 되면 밀기 동작 후 당기기 동작 운동을 할 경우 자연스럽게 밀기 동작에 사용된 근육은 휴식을 취할 수 있게 되어 효율적인 트레이닝 시간관리를 할 수 있다. 결과적으로, 절약하게 되면서 더 많은 운동이 가능해진다. 밀기 후 당기기 동작의 운동을 하게 되므로 근육의 피로를 막을 수 있어 스트레스를 줄일 수 있으며 동시에 회복 속도에도 용이한 이점이 있다.

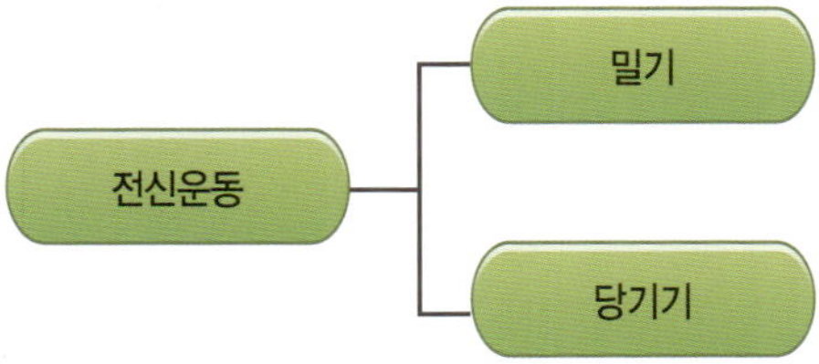

그림 4-10

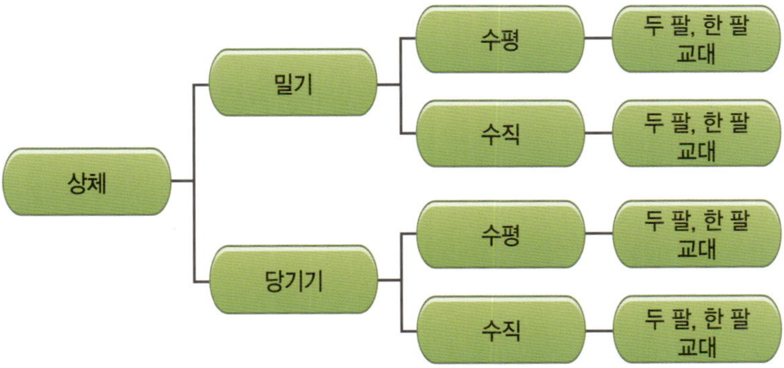

그림 4-11

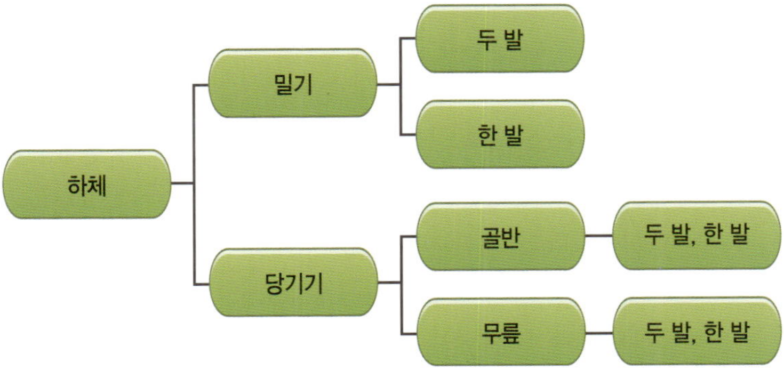

그림 4-12

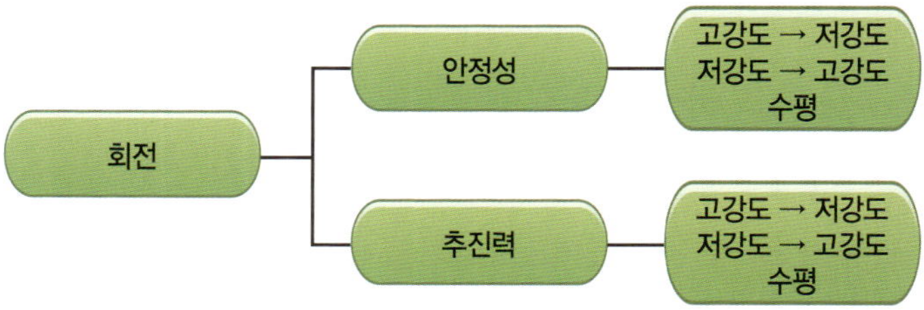

그림 4-13

표 4-8

하체 저항 운동(Lower-Body Exercise)	
하체 밀기(Lower-Body Pushes)	**하체 당기기(Lower-Body Pull)**
• Goblet Squat	• Barbell Deadlift
• Back Squat	• Good Mornings
• Glute Bridge	• Single Leg Romanian Deadlift
• Leg Press	• Glute Hamstring Raise
• Forward Lunge	

하체 밀기에 주로 사용되는 근육군은 대퇴사두근과 둔근이 사용되는 운동들이다. 하체 당기기에 주로 사용되는 근육군은 대퇴 이두근과 대둔근이 사용되는 운동들이다. 대표적인 운동은 위에 나열된 운동들이다. 운동의 동작들은 힙힌지(hip hinge)를 기본으로 하는 동작들로 위에 나열된 운동들이 대표적인 운동들이다.

표 4-9

상체 저항 운동(Upper-Body Exercise)	
상체 밀기(Upper-Body Pushes)	**상체 당기기(Upper-Body Pull)**
• Push Ups	• One Arm Rows
• Chest Press	• Barbell Row
• Overhead Presses	• Seated Row with Bands
• Lateral Raise	• Lat Pulls
• Dips	• Back Extensions
• Triceps Extension	• Pull Up

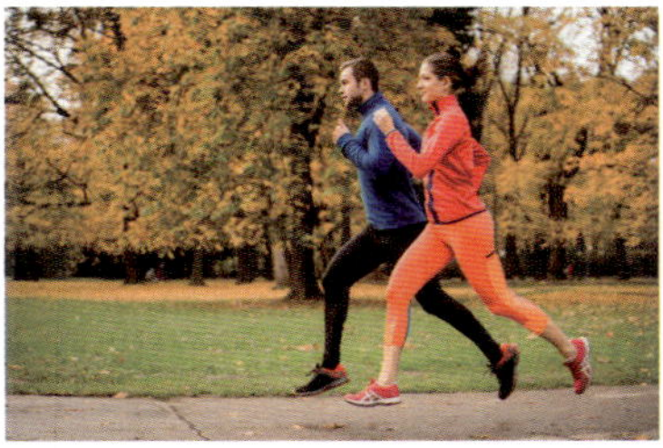

육상에서의 심폐지구력(러닝)

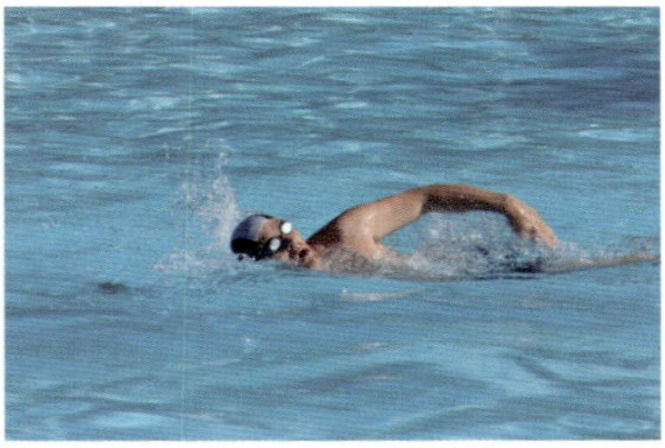

수중에서의 심폐지구력(수영)

그림 4-14

상체 밀기 동작의 운동은 상완 삼두근과 가슴 근육을 사용하는 동작으로 대표적인 운동은 위에 열거한 운동들이다. 상체 당기기 운동은 상완 이두근과 중하부 승모근, 능형근을 사용하는 동작으로 대표적인 운동은 위에 나열한 운동들이다.

심폐지구력 운동의 형태는 여러 가지가 있으나 크게 나누면 지상에서의 운동과 수중에서의 운동으로 구분할 수 있다. 선수(회원)의 상태에 따라서 운동을 선택하고 심박수로 운동의 강도를 확인하면 된다.

4) 향상(performance)

운동 수행력 향상을 위한 운동은 속도를 기반으로 하는 트레이닝이 주를 이룬다. 스피드, 민첩성, 협응성, 파워를 위한 트레이닝으로 구성되며 주로 플라이오메트릭이 대표적인 운동 중 하나이다.

Wall drill(벽에서의 훈련) 방법에는 여러 가지 형태가 있으나 그림 4-15는 가속을 트레이닝하는 동작이다. 단거리 달리기에서 첫 발을 내딛을 때 머리부터 발목까지 구부러짐이 없게 해야 힘을 잃지

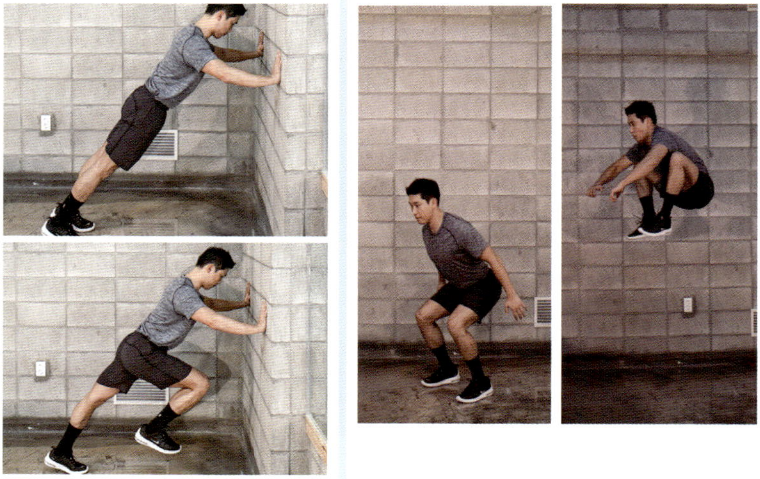

가속 점프

그림 4-15

않고 폭발적인 출발이 가능하다. 턱점프나 플라이오메트릭 트레이닝은 지면 반반력을 이용하여 파워를 만드는 훈련이다. 점프나, 플라이오메트릭 트레이닝에서 발바닥이 지면에 닿고 있는 시간이 길어진다면 이는 하지에 피로감이 증가되었을 때 나타나는 증상이므로, 휴식이 주어져야 하며, 충분히 회복시간을 가진 후 다시 훈련이 시작되어야 한다.

4 운동 프로그램 작성 예시

근골격계 기능 평가에서 약점으로 나타난 항목이 2. 가동성일 경우 가동성 운동이 본 운동이 되고 그 이전 항목인 1. 정렬은 준비운동

표 4-10

준비운동 본 운동	운동 목적	시간(분)	운동 종목
	1. 정렬(alignment)		
	2. 가동성(mobility)		
	3. 활성화(activation)		
	4. 안정성(stability)		
	5. 근력강화(strength)		
	6. 심혈관계(cardiovascular)		
	7. 스피드(speed)		
정리운동	가동성(mobility)		
[운동 프로그램 피드백] * 활성화는 가동성 관절의 등척성 수축과 코어의 등척성 운동이다.			

이 된다. 만약 기능 평가에서 약점으로 나타난 항목이 5. 근력강화일 경우 1~4번까지가 준비 운동이 된다. 5. 근력강화는 본 운동이 되는 것이다. 이런 방식으로 운동의 목적을 선택하고 운동 프로그램을 디자인하게 되면 운동지도 중 운동의 목적을 잃지 않고 효과적으로 운동을 지도하는 것이 가능하다.

5 운동 프로그램의 순서도 예시

일반적인 운동을 받아들일 수 있는 회원(선수)은 운동을 무게와 상관

표 4-11

Progression 3	Standing Position Rotation	Power Training : UB+LB Integrate – Medicine Ball, Plymetric, Speed			
Progression 2	Half Kneeling Rotation	SLR M.B throw	Box Jump	TRX Row	M.B Push
Progression 1	Kneeling Position Rotation	SLR Deadlift: (Single Leg Romanian)	ABP, Single Leg Jump	High Plank Single Row	Single Arm Press
Basic Training	**[Core Connect] Plank–Shoulder Tap**	**[Low Body Pull] Deadlift**	**Side Lunge**	**[Upper Body Pull] Bent of Row**	**[Upper Body Push] Bench Press**
Regression 1	[Quadrupad] Hand & Foot Reach	[Kneeling Position] Hip Thrust	Forward Lunge	Bent of Lateral Raise	Push Up
Regression 2	[Supine Position] Deadbug	[Supine Position] Bridge Exercise	Global Squat	[Sitting & Half Kneeling] Pull down	Modify Push Up
Regression 3	Crunch	[Supine Position] Straight Leg Raise	ABP, Lunge Walk	Hyperextension	Kneeling Fly

없이 좋은 동작으로 할 수 있어야 한다. 기본 훈련(basic training)에 있는 운동 동작이 잘 안 된다면 감소로 이동하고 너무 쉽게 운동을 한다면 진행으로 올라가는 것이 트레이닝 프로그램의 난이도를 맞추는 방법이다. 표 4-11은 트레이닝 프로그램의 난이도를 정하는 하나의 예시 중 하나이다.

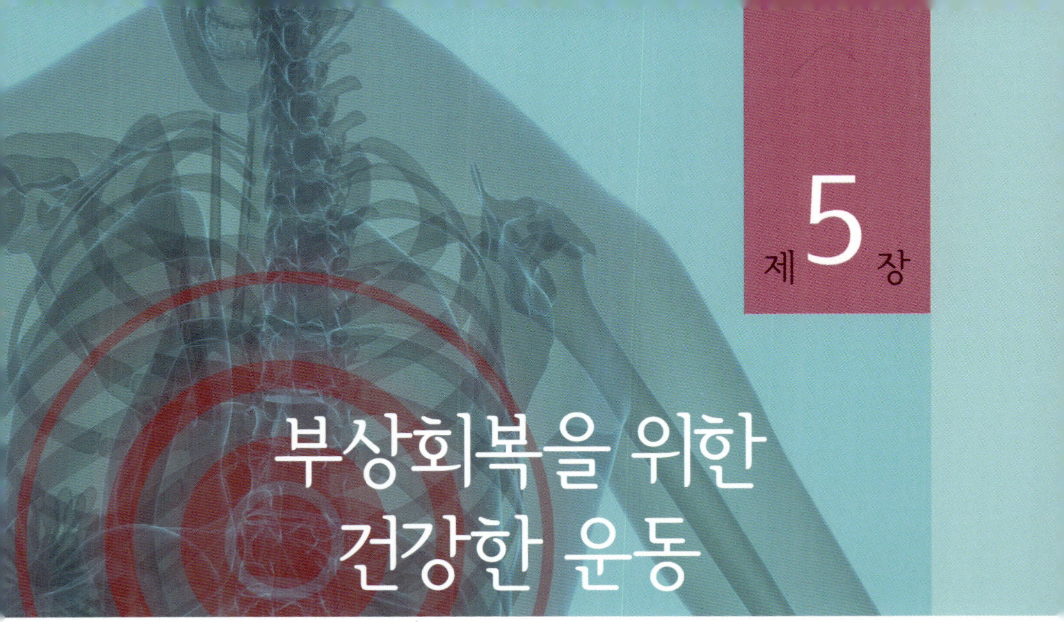

제 5 장

부상회복을 위한 건강한 운동

부상회복을 위한 운동 프로그램은 보다 면밀하고 정확한 검사와 평가를 토대로 구성되어야 하며 운동을 진행하는 과정에서 통증과 불편함이 커진다면 운동을 중단하고 의사의 진료를 받는 것이 권장된다. 운동이 가능한 것으로 진료 결과가 나온다면 운동 시 불편감의 정도를 파악하면서 진행하면 된다.

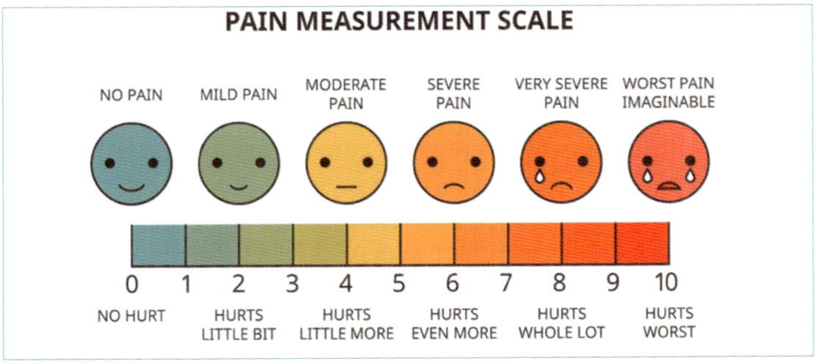

그림 5-1 통증 척도

불편감의 정도는 그림 5-1 통증 척도를 기준으로 파악하며 운동 시 통증 척도가 3 미만을 유지하는 것이 안전하다. 또한 운동 중 통증 척도가 감소되지 않고 유지되는 것은 운동중단 기준이 아니지만, 증가된다면 다시 운동을 중단하고 의사의 진료를 받아야 한다.

만약 통증 척도가 3에서 감소되지 않고 일정기간 이상 유지된다면 운동 동작이나 강도가 면밀히 조절되지 않고 있음을 의심할 수 있다.

1 자세 회복을 위한 건강운동

현대인들은 스마트폰, TV, 좌식 생활, 운전 등에 의해 나쁜 자세가 몸에 익숙해져 있다. 일반적으로는 거북목, 둥근 어깨, 골반 후방 경사 등이 그 대표적인 경우이다.

자세평가 방법

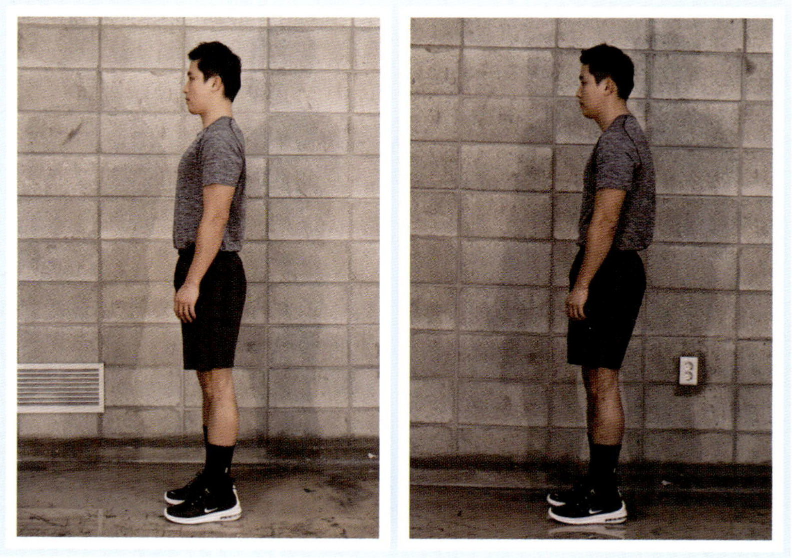

그림 5-2

측면에서 사진을 촬영해 보면 등은 뒤쪽으로 밀려나 있고 상대적으로 머리는 전방으로 나가 있는 자세가 가장 흔한 모습이다.

TIP **스마트폰으로 측면에서 사진을 찍어 등과 머리의 위치를 확인하면 된다.**

흉추 폼롤러 → 흉추 신전 → 흉추 회전 → 크런치 → 견갑골 → 중둔근 → 데드리프트

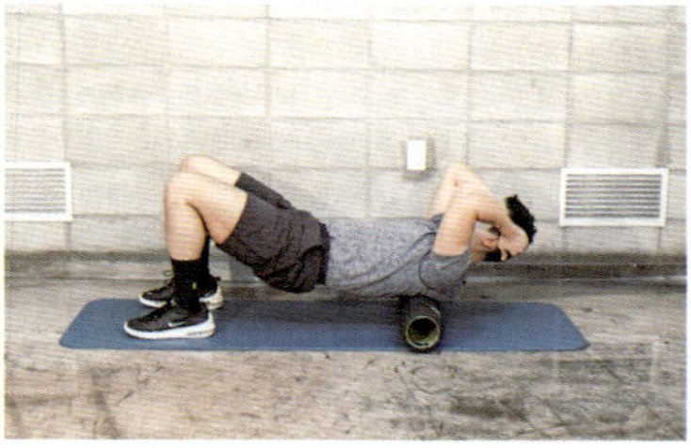

흉추 폼롤러 자가 이완 운동 준비 자세

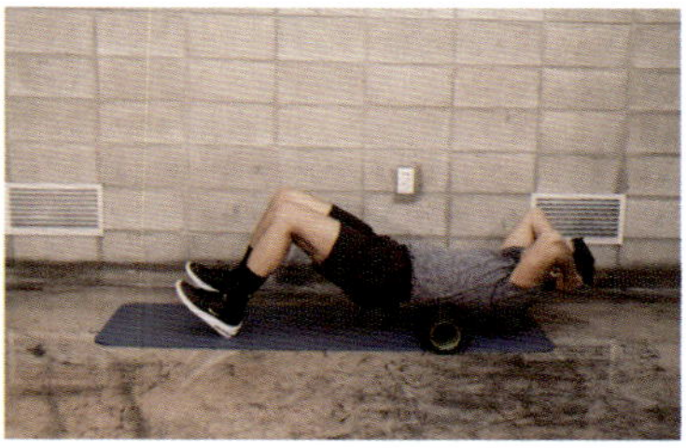

흉추 폼롤러 자가 이완 운동 종료 자세

그림 5-3

가. 바로 누운 자세에서 폼롤러를 흉추에 대고, 양손은 뒷목에 깍지껸다.
나. 코어에 힘을 주어 요추가 흔들리지 않게 하여 위, 아래로 움직인다.
다. 약 10~20회 반복한다.

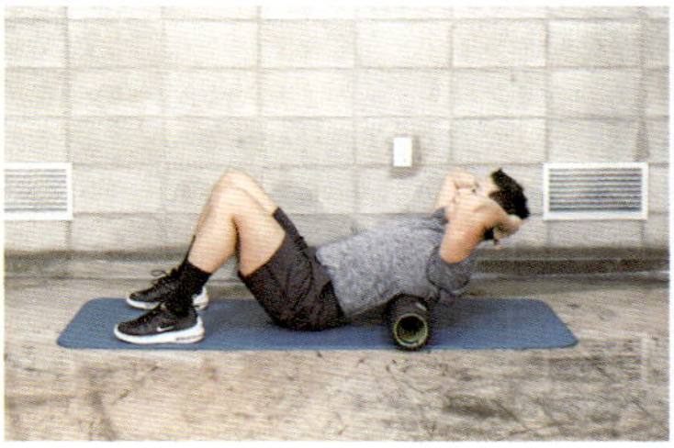

흉추 폼롤러 신전 운동 준비 자세

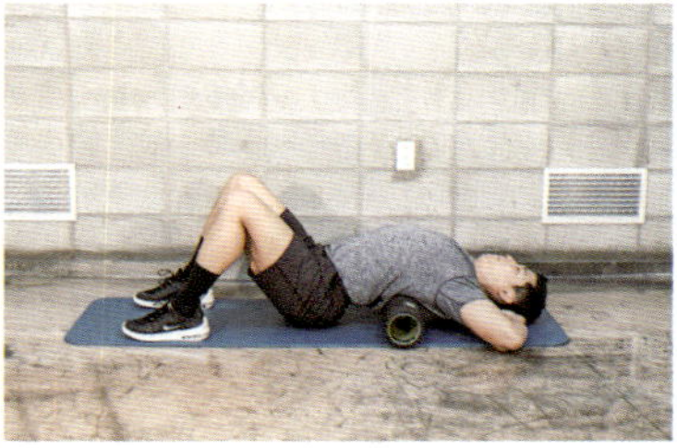

흉추 폼롤러 신전 이완 운동 종료 자세

그림 5-4

가. 바로 누운 자세에서 품롤러를 흉추에 대고 양손은 뒷목에 깍지껸다.
나. 양쪽 팔꿈치를 최대한 벌리고 양팔꿈치와 뒷머리가 바닥에 닿게 내려간다.
다. 엉덩이가 바닥에서 떨어지지 않게 하고 몸통을 뒤로 젖힌다.
라. 약 10~20회 반복한다.

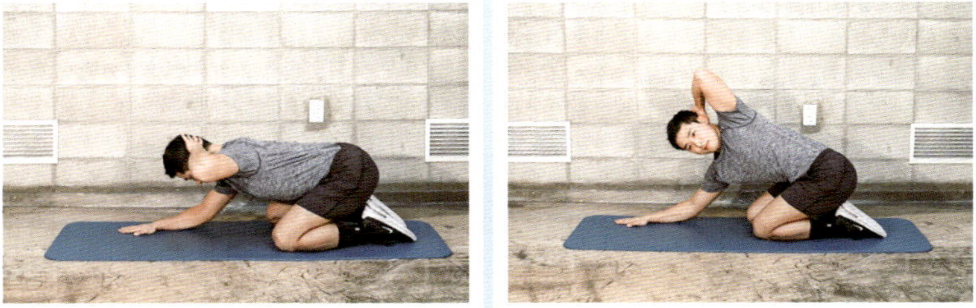

흉추 회전 네발기기 자세에서 준비 자세 흉추 회전 네발기기 자세에서 종료 자세

그림 5-5

가. 네발기기 자세에서 엉덩이를 뒤꿈치에 대고 엎드린다.
나. 한 손을 뒷머리에 대고 팔꿈치를 보면서 몸통을 회전시킨다.
다. 등은 완전하게 펴져야 하고 엉덩이는 좌우로 움직이면 안 된다.
라. 약 10~20회 반복한다.

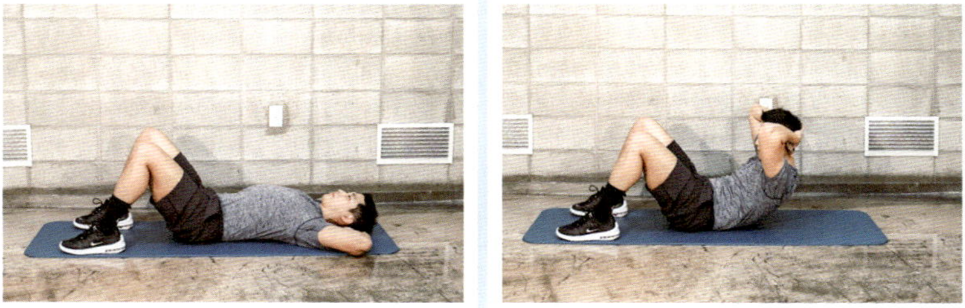

크런치 준비 자세 크런치 종료 자세

그림 5-6

가. 바로 누운 자세에서 양 무릎을 90도 구부리고 양손은 머리 뒤로 깍지를 껸다.

나. 호흡을 내쉬면서 머리와 등 상부를 들어 올려 최대한 높게 올라간다.
다. 반복 횟수도 중요하지만 최대 높이를 올라가려고 하는 것이 먼저이다.

TIP **양쪽 견갑골이 바닥에서 떨어지게 하는 것이 좋다.**

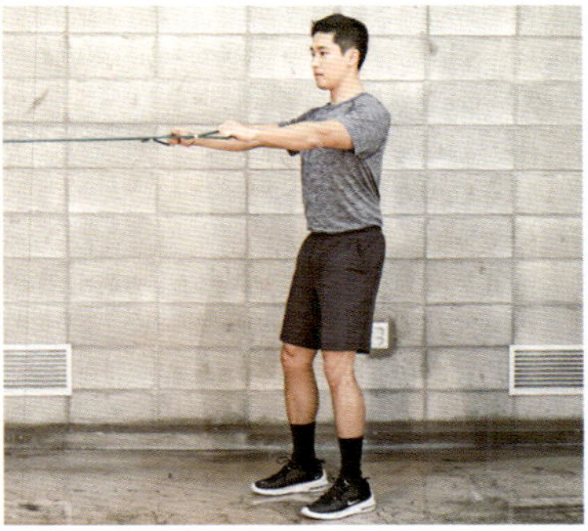
견갑골 모으기 준비 자세

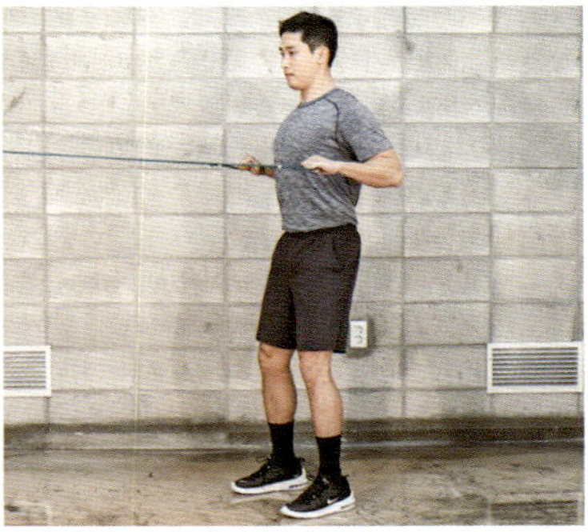
견갑골 모으기 종료 자세

그림 5-7

가. 바로 서거나 앉은 자세에서 가슴높이에 탄성 밴드를 잡는다.
나. 양쪽 팔꿈치를 뒤쪽으로 당기면서 운동을 한다.
다. 등뒤에서 견갑골이 서로 맞닿을 때까지 당겨 준다.
라. 약 10~20회 반복한다.

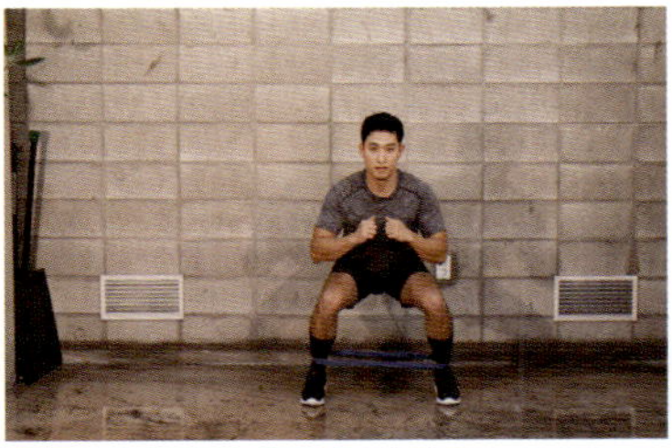
서서 중둔근 강화 준비 자세

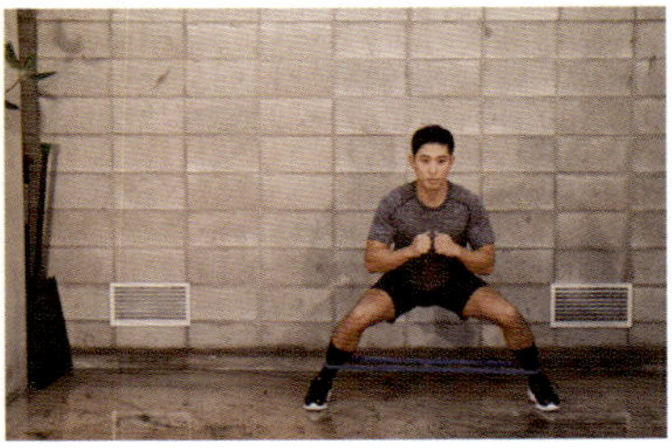
서서 중둔근 강화 종료 자세

그림 5-8

가. 양발을 어깨 넓이로 벌리고 발목에 탄성 밴드를 끼운다.

나. 골반과 상지는 완전하게 고정한 상태에서 한쪽 발을 최대한 벌린다.

다. 다른 한 발을 따라 가서 다시 어깨 넓이로 유지한다.

라. 약 10~20회 반복한다.

TIP **머리와 상체의 흔들림이 생기면 운동의 효과가 줄어든다.**

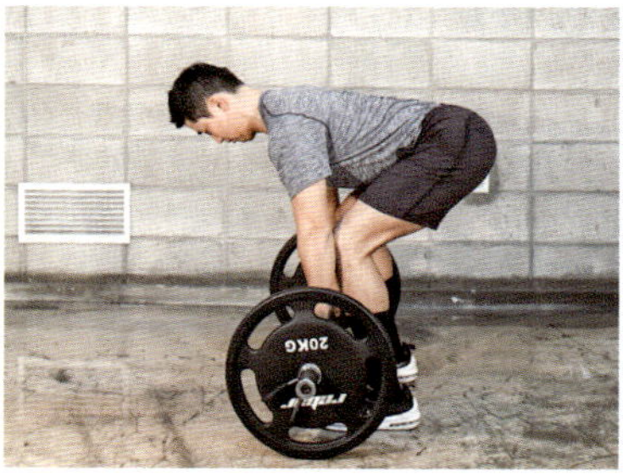

데드리프트 준비 자세

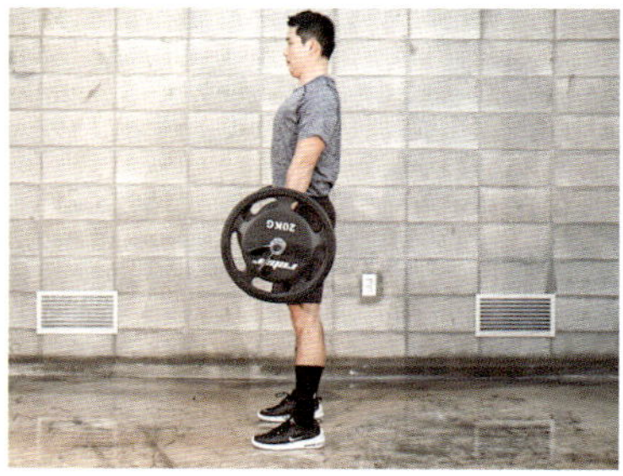

데드리프트 종료 자세

그림 5-9

가. 양발은 어깨 넓이로 벌리고 선다.

나. 양손은 어깨 넓이보다 조금 더 넓게 하여 바를 잡는다.

다. 바를 잡을 때 체간은 완전히 고정하고 고관절의 굴곡을 이용하여 움직인다.

라. 약 10~15회 반복한다.

마. 무릎의 굴곡 또한 최소한으로 해서 들어 올린다.

2 목 기능회복을 위한 건강운동

목의 대표적인 나쁜 자세로 거북목을 뽑을 수 있다. 거북목의 평가는 측면자세에 확인할 수 있는데, 어깨의 중간부분(중간삼각근)에서 수직으로 선을 그었을 때 귀가 선보다 앞에 위치한다면 거북목으로 판단할 수 있다.

거북목 평가 방법

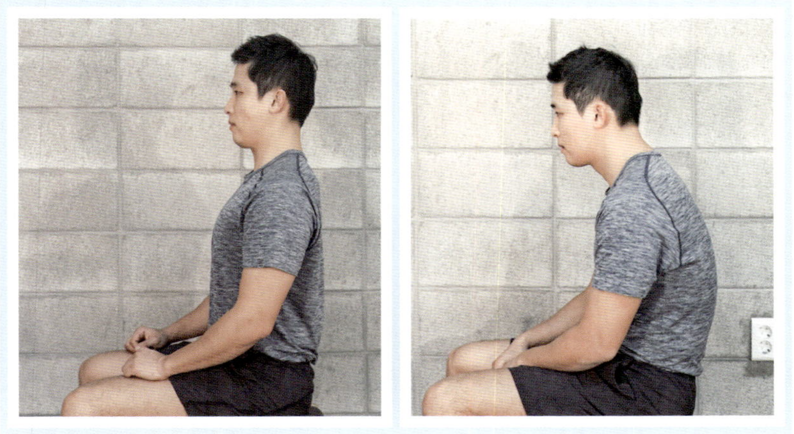

그림 5-10

목 폼롤러 → 목 굴곡, 신전, 회전 스트레칭 → 목 등척성 운동 → 벽 팔굽혀펴기

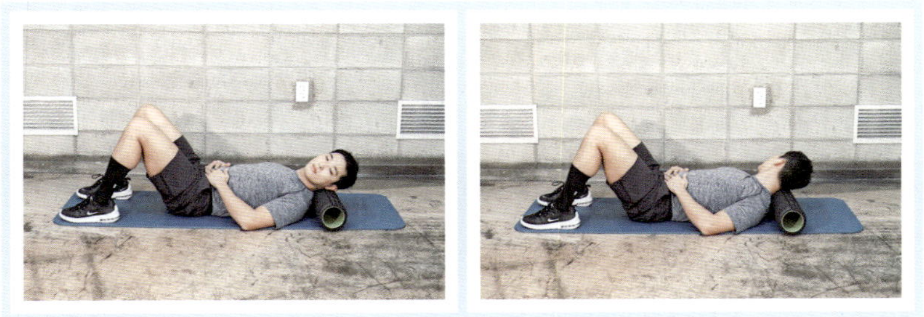

목 폼롤러 준비 자세 / 목 폼롤러 종료 자세

그림 5-11

가. 폼롤러를 목 뒤에 두고 바르게 눕는다.

나. 목으로 폼롤러를 누르면서 좌우로 최대한 크게 움직인다.

다. 조금 더 불편감이 많은 쪽을 집중하여 풀어준다.

라. 20회 정도 반복하여 풀어준다.

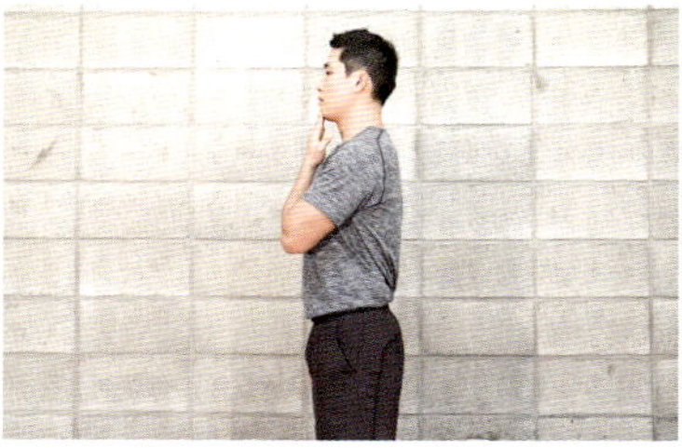

목 회전 스트레칭 준비 자세

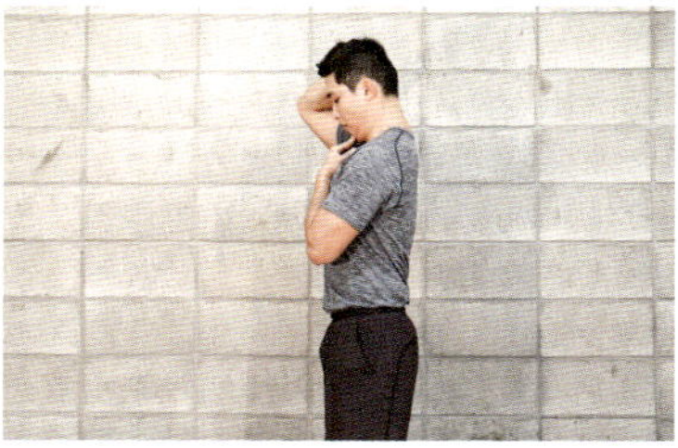

목 굴곡 스트레칭 종료 자세

그림 5-12

가. 바로 서거나 앉은 자세에서 왼손으로 턱을 뒤쪽으로 밀어준다.
나. 반대손으로 머리 뒤쪽을 잡고 머리를 숙이면서 당겨준다.
다. 머리를 숙일 때 척추가 구부러지지 않게 몸통에 힘을 준다.
라. 스트레칭 시간은 10초에서 시작하여 40초까지 증가시킨다.

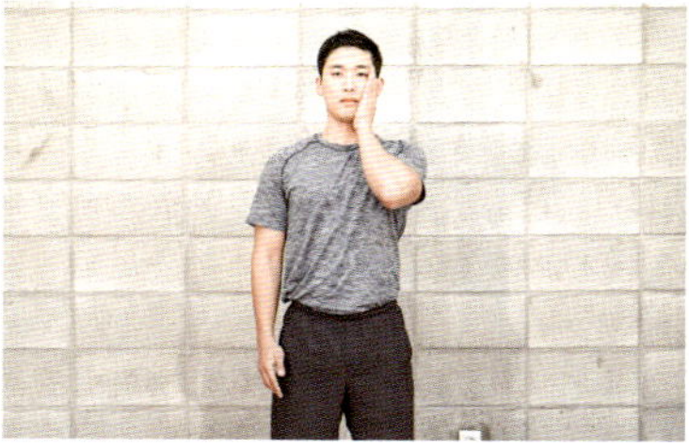

목 굴곡 스트레칭 준비 자세

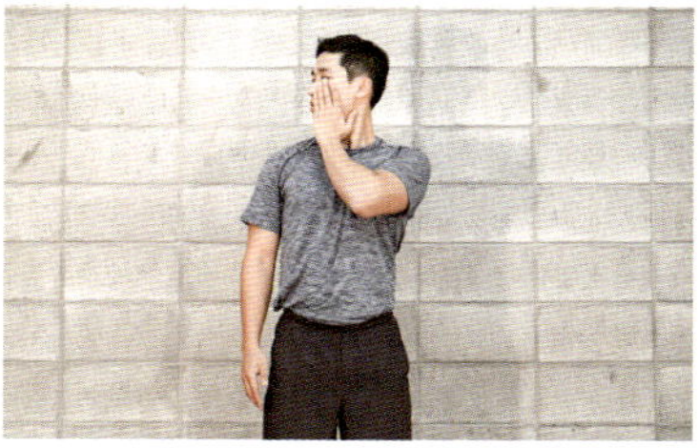

목 회전 스트레칭 종료 자세

그림 5-13

가. 바로 앉은 자세에서 왼손으로 왼쪽 얼굴에 댄다.
나. 얼굴을 오른쪽으로 돌리면서 손으로 지긋이 밀어준다.
다. 왼쪽 어깨는 얼굴을 따라가지 않게 반대쪽으로 돌려 준다.
라. 스트레칭 시간은 10초에서 시작하여 40초까지 증가시킨다.

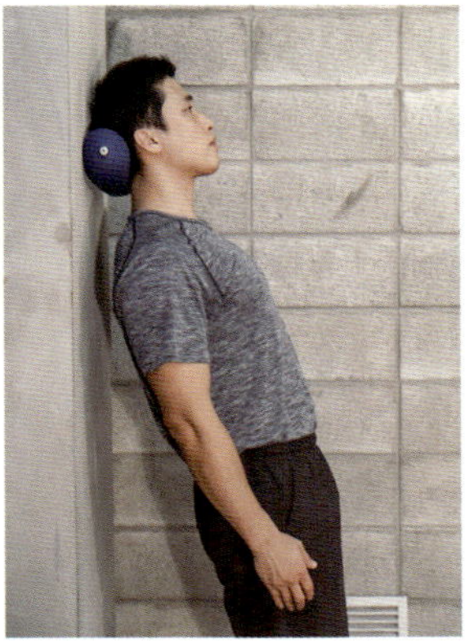

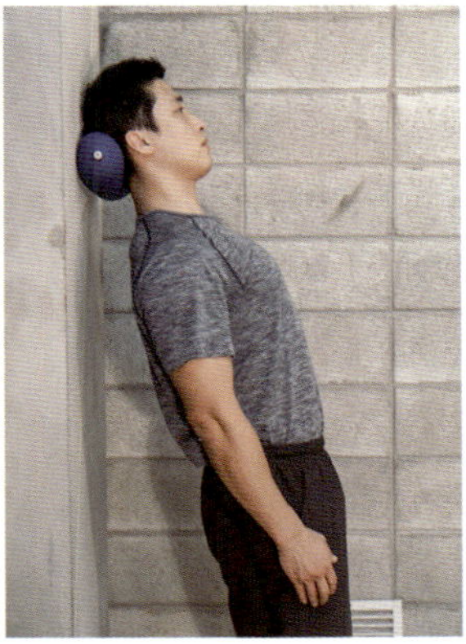

목 신전근 등척성 준비 자세　　목 신전근 등척성 종료 자세

그림 5-14

가. 벽에서 50cm 떨어진 곳에 발을 대고 뒷목과 목 사이에 수건을 두고 머리로 누른다.
나. 허벅지 앞쪽, 엉덩이 복부에 힘을 주어 몸을 직선으로 만든다.
다. 기대고 선 자세가 편안해 지면 목을 천천히 굴곡시킨다. 10~20회 반복한다.

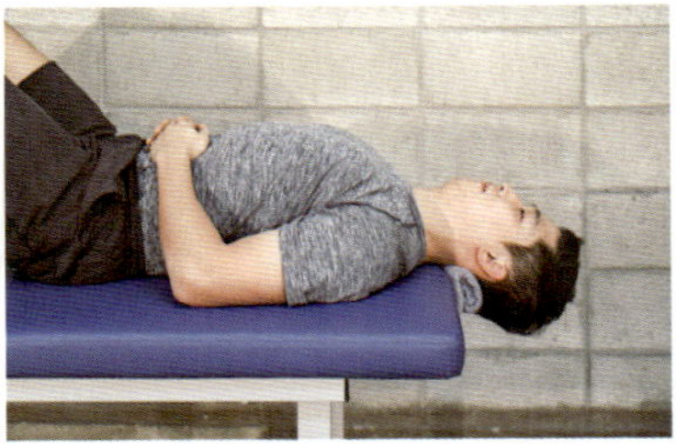

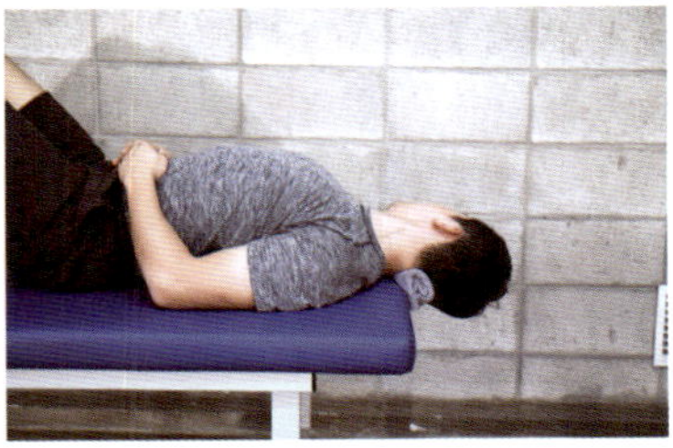

목 신전, 회전 스트레칭 준비 자세　　목 신전, 회전 스트레칭 종료 자세

그림 5-15

가. 침대 또는 베드 끝에 어깨가 위치하도록 하늘을 보고 눕는다.
나. 수건을 베드의 모서리에 두고 머리를 뒤로 넘긴다.
다. 불편감이 크지 않다면 점차적으로 뒤쪽으로 머리를 넘겨준다.
라. 스트레칭 시간은 10초에서 시작하여 40초까지 증가시킨다.

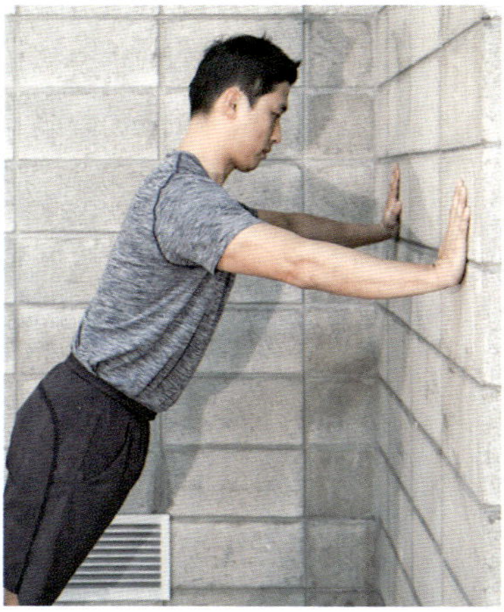

벽 팔굽혀펴기 준비 자세

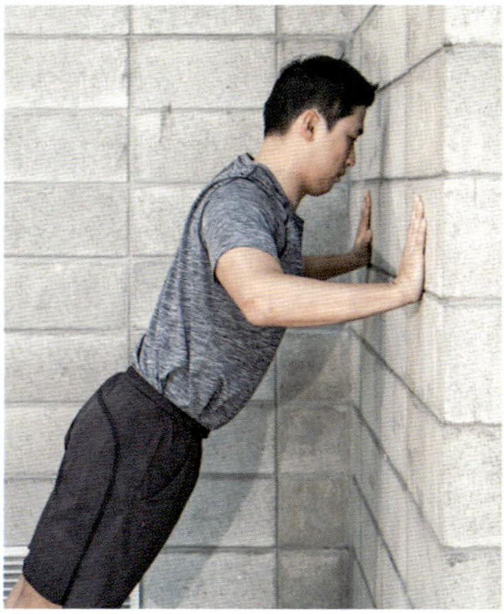

벽 팔굽혀펴기 종료 자세

그림 5-16

가. 벽에서 약 1m 정도 떨어져서 양손은 벽을 짚는다.
나. 복숭아뼈에서 귀까지 몸을 직선으로 만든 후 팔굽혀펴기를 한다.
다. 가슴이 최대한 열린 상태를 유지하고 코어부위에 힘이 빠지지 않게 한다.
라. 반복 횟수는 10회에서 시작하여 20회까지 증가시킨다.

3 어깨 기능회복을 위한 건강운동

어깨의 나쁜 자세는 여러 가지 형태가 있지만, 대표적으로 둥근 어깨(round shoulder)를 뽑을 수 있다. 거북목과 둥근 어깨는 자세적 유사점이 있기는 하지만 다른 점은 거북목은 어깨선 앞쪽에 귓불 선이 위치해 있고, 둥근 어깨는 귓불보다 어깨의 위치가 앞쪽에 있고 등은 뒤에 위치하며, 어깨가 앞쪽으로 나가 있는 자세의 특징으로 구분할 수 있다.

둥근 어깨(라운드 숄더) 평가 방법

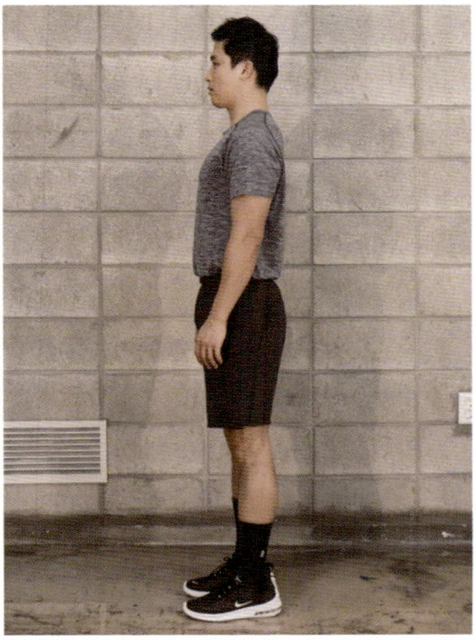

Normal posture

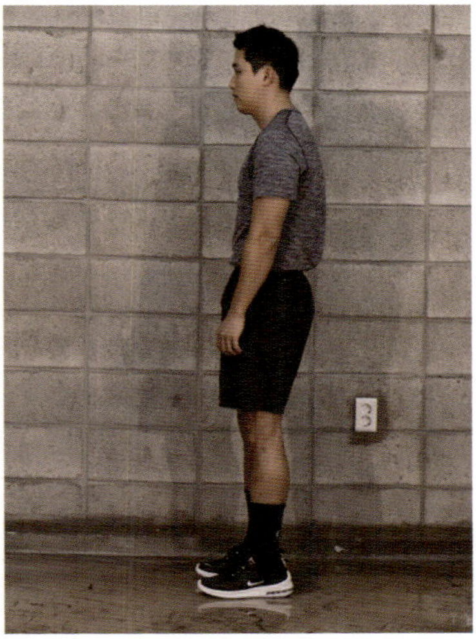

둥근 어깨(라운드 숄더) 평가

그림 5-17

어깨 후방 볼롤러 → 어깨 굴곡, 내회전, 외전 스트레칭 → 어깨 굴곡, 외전, 수평외전 근력 → 턱걸이(매달리기)

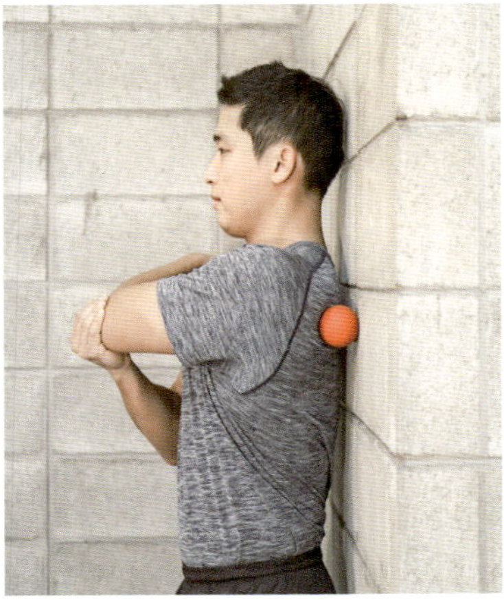

어깨 후방 볼롤러 준비 자세

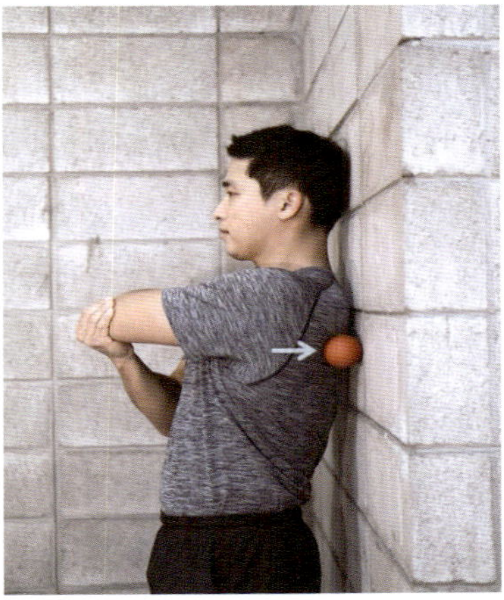

어깨 후방 볼롤러 종료 자세

그림 5-18

가. 벽에 볼롤러를 두고 어깨 후방에 경직된 부위에 댄다.
나. 체중을 볼에 실어주면서 위아래, 좌우로 움직이면서 풀어준다.
다. 가장 많이 뭉쳐 있는 위치를 찾아서 집중적으로 이완시킨다.
라. 스트레칭 시간은 10초에서 시작하여 40초까지 점진적으로 증가시킨다.

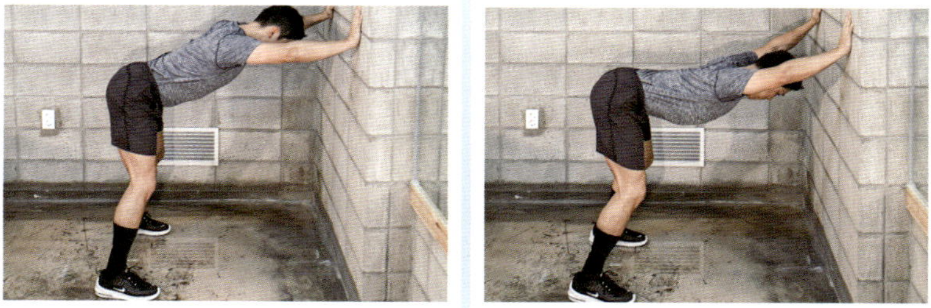

어깨 굴곡 스트레칭 준비 자세 어깨 굴곡 스트레칭 종료 자세

그림 5-19

가. 벽에 가슴 높이에 양손을 대고 엉덩이를 뒤쪽으로 힙힌지를 만든다.
나. 가슴을 바닥쪽으로 내려가도록 하고 코어부위에는 힘이 빠지지 않게 한다.
다. 엉덩이와 머리의 위치는 항상 직선을 유지하게 노력한다.
라. 스트레칭 시간은 10초에서 시작하여 40초까지 점진적으로 증가시킨다.

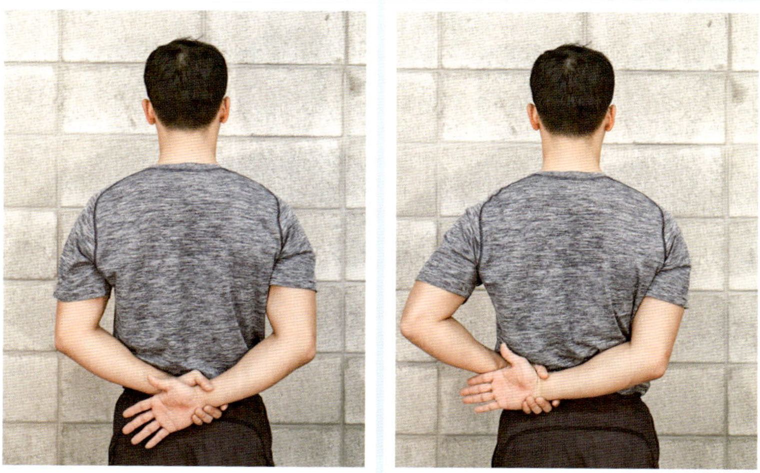

어깨 외전 스트레칭 준비 자세 어깨 외전 스트레칭 종료 자세

그림 5-20

가. 바로 선 자세에서 오른손을 허리 뒤쪽으로 위치한다.
나. 왼손으로 오른쪽 손목부위를 잡아서 몸쪽으로 당겨준다.
다. 머리가 당겨지는 오른쪽으로 따라가지 않게 반대쪽으로 기울여 준다.
라. 스트레칭 시간은 10초에서 시작하여 40초까지 점진적으로 증가시킨다.

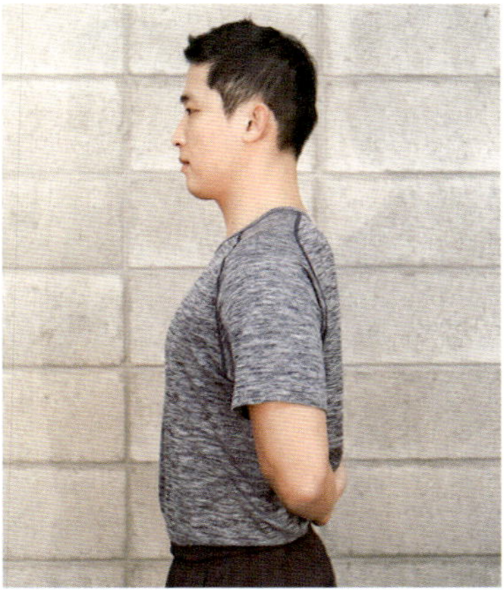
어깨 내회전 스트레칭 준비 자세

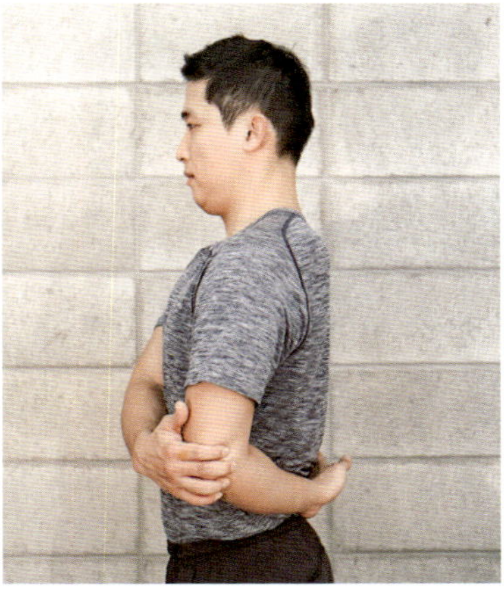
어깨 내회전 스트레칭 종료 자세

그림 5-21

가. 바로 선 자세에서 왼쪽 손을 허리 뒤쪽으로 올린다.
나. 오른손으로 팔꿈치 부위를 잡고 앞쪽으로 천천히 당겨준다.
다. 좌측 견갑골이 앞쪽으로 따라오지 않게 왼쪽 방향으로 힘을 주면서 버틴다.
라. 스트레칭 시간은 10초에서 시작하여 40초까지 점진적으로 증가시킨다.

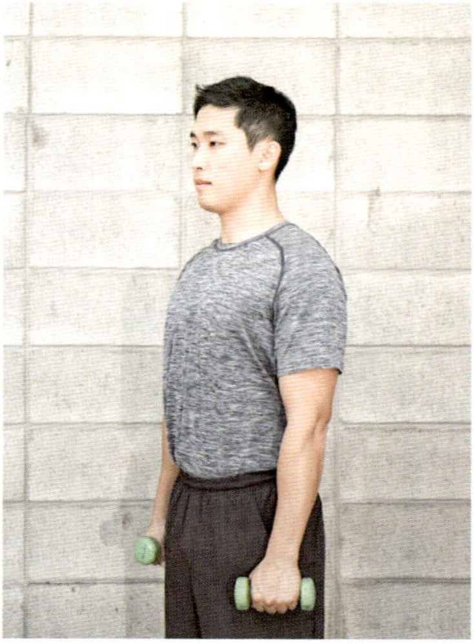

어깨 굴곡 근력운동 준비 자세

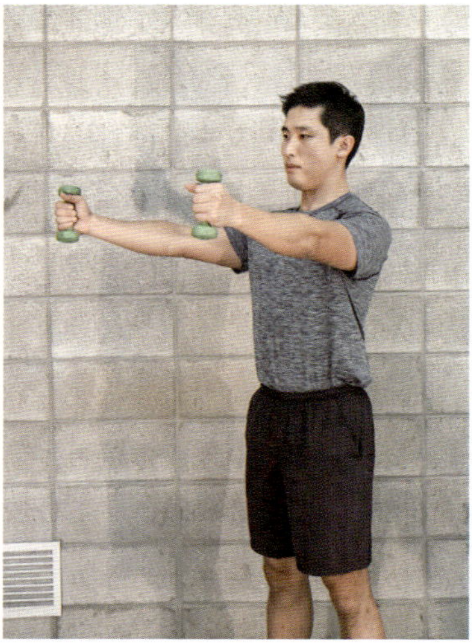

어깨 굴곡 근력운동 종료 자세

그림 5-22

가. 양손에 1kg부터 자신의 몸에 맞는 무게의 아령 또는 물병을 잡는다.

나. 허벅지, 엉덩이, 코어에 힘을 주고 양손을 앞으로 약간 빠르게 해서 1초 정도에 어깨 높이까지 든다.

다. 내릴 때는 어깨에 힘이 들어간 느낌이 있게 천천히 약 2초 정도로 내린다. 10~15회 반복한다.

주의: **어깨를 올릴 때 양쪽 어깨가 위쪽으로 올라가지 않게 한다.**

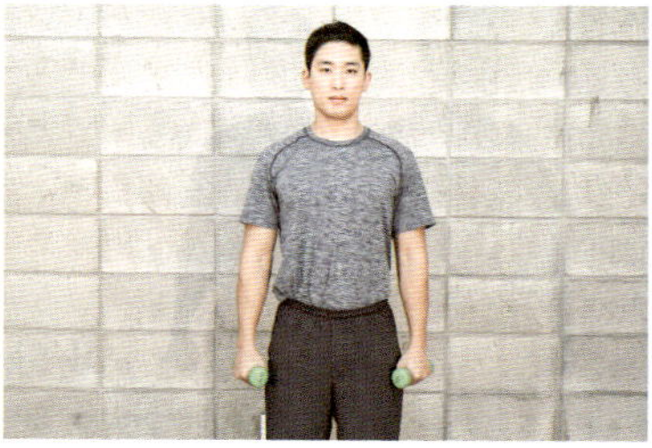

어깨 외전 근력운동 준비 자세

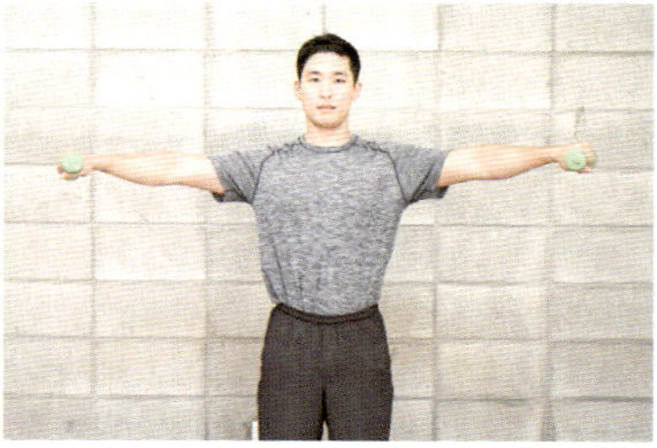

어깨 외전 근력운동 종료 자세

그림 5-23

가. 양손에 1kg부터 자신의 몸에 맞는 무게의 아령 또는 물병을 잡는다.
나. 허벅지, 엉덩이 복부에 힘을 주고 양손을 옆으로 약간 빠르게 1초 정도에 어깨 높이까지 든다.
다. 내릴 때는 어깨에 힘이 들어간 느낌이 있게 천천히 약 2초 정도로 내린다. 10~15회 반복한다.

주의: **어깨를 올릴 때 양쪽 어깨가 위쪽으로 올라가지 않게 한다.**

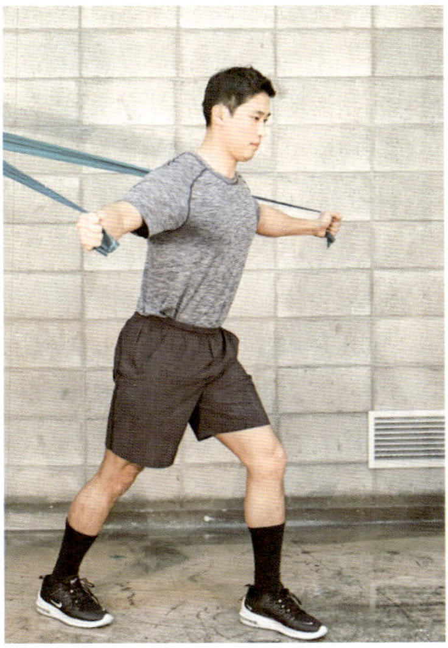
어깨 수평내전 근력운동 준비 자세

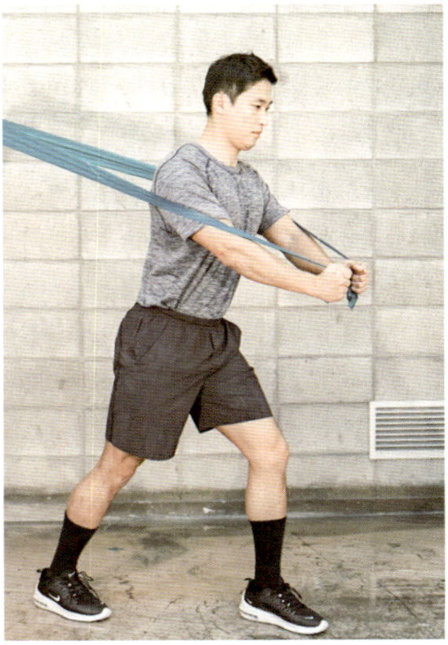
어깨 수평내전 근력운동 종료 자세

그림 5-24

가. 한 발을 50cm 정도 앞으로 하여 서고, 양손을 옆으로 벌려 탄력밴드를 잡는다.
나. 코어와 하체에 힘을 준 상태에서 양손을 가슴 앞으로 약간 빠르게 모은다.
다. 다시 처음의 자세로 천천히(2초) 되돌아간다. 10~15회 반복한다.

TIP **가슴과 등이 앞뒤로 움직이지 않게 고정한다.**

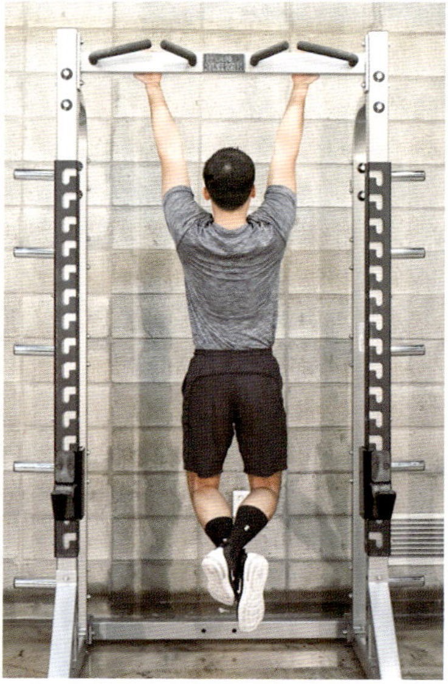

턱걸이 매달리기 준비 자세

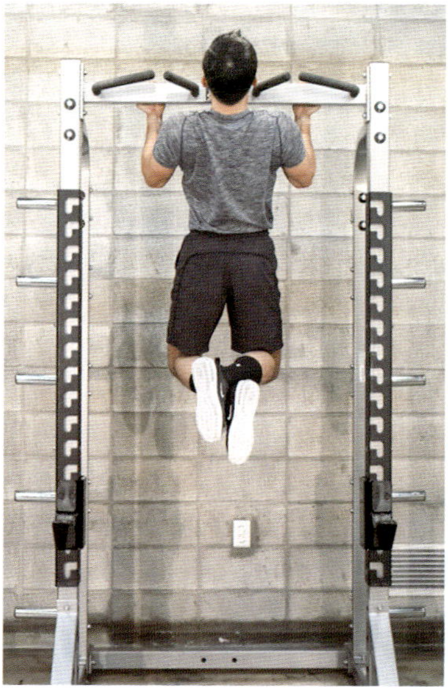

턱걸이 매달리기 종료 자세

그림 5-25

가. 손바닥이 자신의 얼굴을 보게 하여 철봉에 메달린다.

나. 최대한 빠른 시간에 철봉을 당겨 턱까지 올라간다.

다. 다시 처음의 자세로 돌아온다. 반복 횟수는 최대 반복까지 한다.

TIP **만약 턱걸이를 하지 못하면 박스를 놓고 올가가서 매달리기를 한 후 버티면서 천천히 내려오는 운동으로 대처한다.**

4 허리 기능회복을 위한 건강운동

허리 주변의 불편감이 있는 분들은 주로 고관절의 가동성이 부족해지고, 요추부의 안정성 부족으로 인해 불편감이 생기는 경우가 많다. 따라서 요통 또는 허리 불편감이 있는 분들은 요추근 안정성 강화를 중심으로 운동을 하게 되면 불편함이 줄어들 것이다.

TFL, ITB 폼롤러 → 고관절 스트레칭(priformis) → 90-90 스트레칭 → SLR → Crunch → Toe Touch – Half Kneeling Rotation → Hip Hinge

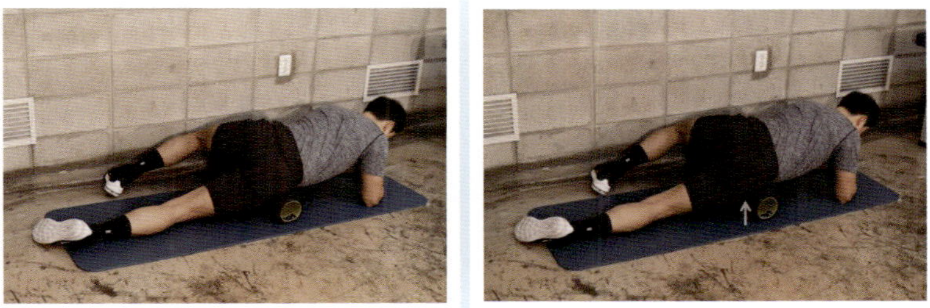

TFL 폼롤러 준비 자세 TFL 폼롤러 종료 자세

그림 5-26

가. 몸을 옆으로 누워서 폼롤러를 고관절 아래 댄다.
나. 몸통에 힘을 주고 팔꿈치로 버티면서 위아래로 천천히 움직인다.
다. 10회에서 시작해서 20회까지 점진적으로 증가시킨다.
라. 통증이 줄어들면 폼롤러에 체중을 조금 더 올려준다.

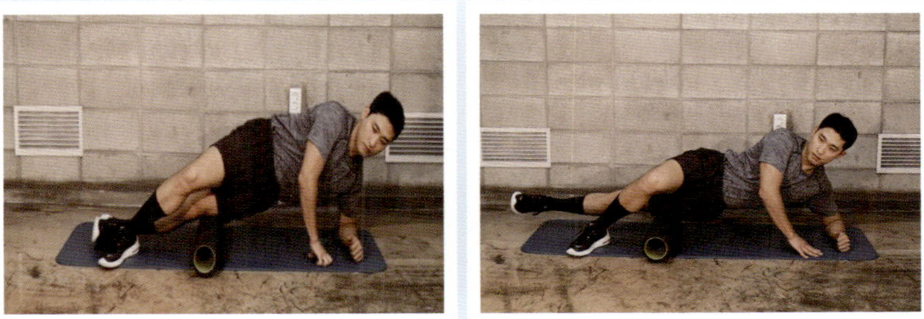

ITB 폼롤러 준비 자세 ITB 폼롤러 종료 자세

그림 5-27

가. 몸을 옆으로 누워서 폼롤러를 고관절과 무릎 사이 아래 댄다.

나. 몸통에 힘을 주고 팔꿈치로 버티면서 위아래로 천천히 움직인다.
다. 10회에서 시작해서 20회까지 점진적으로 증가시킨다.
라. 통증이 줄어들면 폼롤러에 체중을 조금 더 올려준다.

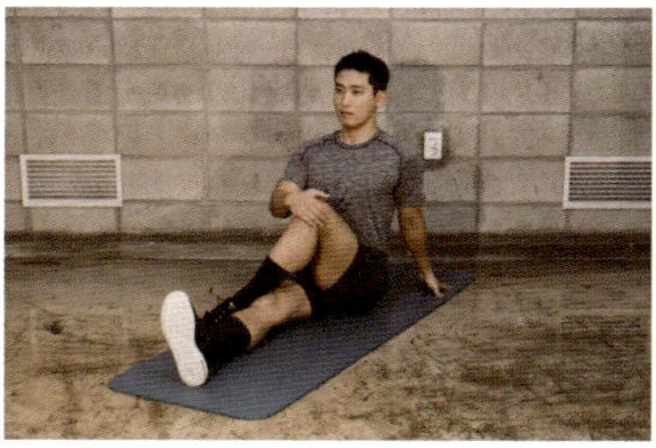

고관절 스트레칭(priformis) 준비 자세

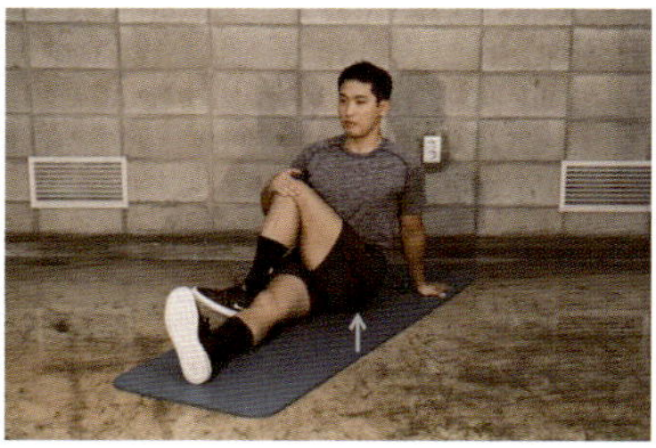

고관절 스트레칭(priformis) 종료 자세

그림 5-28

가. 양발을 펴고 앉은 자세에서 좌측 다리를 우측 무릎 바깥쪽에 댄다.
나. 가슴을 바로 편 상태에서 좌측 무릎을 우측 가슴으로 당겨 준다.
다. 허리와 가슴이 구부려지지 않게 하는 것이 필요하다.
라. 스트레칭은 10초에서 시작하여 40초까지 증가시킨다.

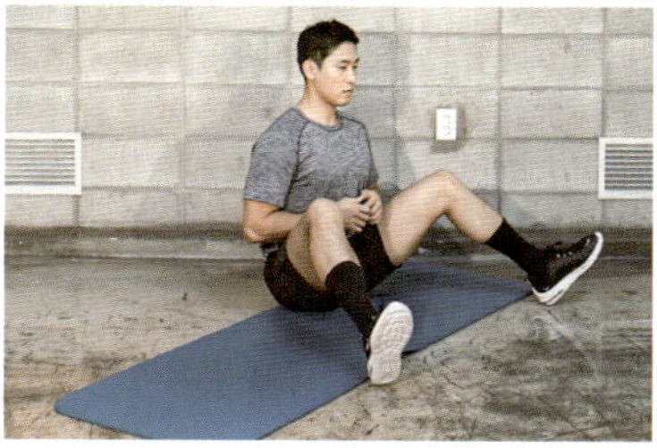

90-90 내회전 스트레칭 준비 자세

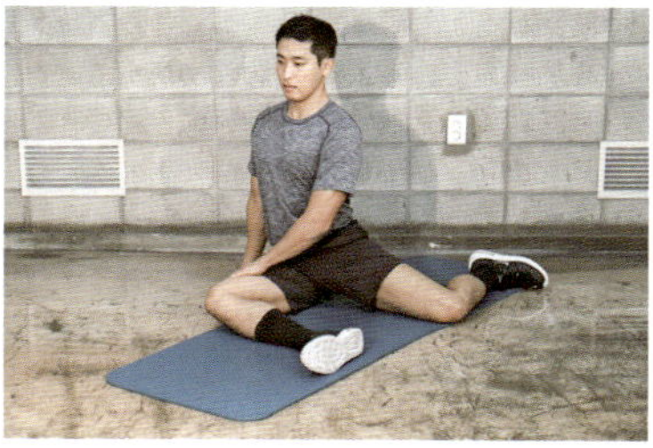

90-90 내회전 스트레칭 종료 자세

그림 5-29

가. 양발을 어깨 두 배 정도의 넓이로 하여 뒤꿈치를 바닥에 대고 앉는다.
나. 허리를 바로 세우고 양쪽 고관절을 왼쪽으로 넘기고, 앞쪽 허벅지에 체중을 실어주면서 스트레칭한다.

다. 스트레칭 시간은 10초에서 시작하여 40초까지 증가시킨다.

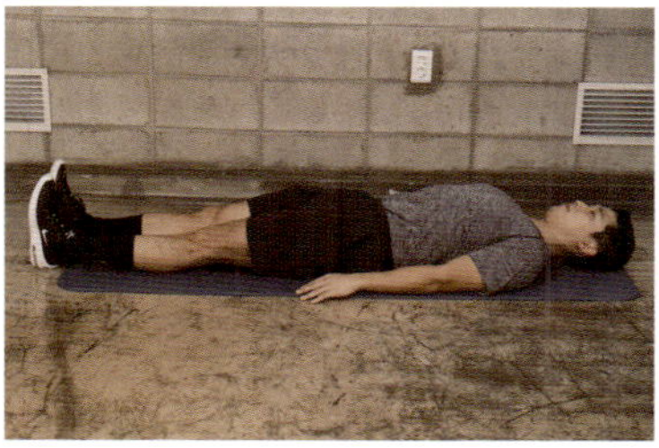

SLR 폼롤러 준비 자세

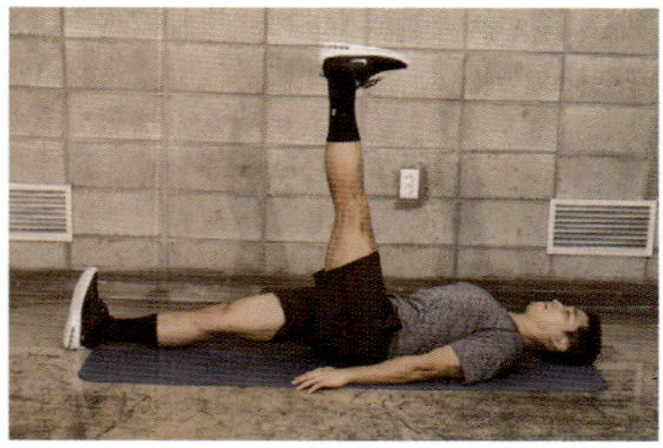

SLR 폼롤러 종료 자세

그림 5-30

가. 바로 누운 자세에서 양쪽의 허벅지 앞, 엉덩이에 힘을 주어 준비한다.

나. 한 쪽 다리의 무릎을 펴고 최대한 들어 올린다.

다. 허벅지를 구부리지 않고, 다리를 최대한 들어 올리면서 10초간 유지한다.

TIP **허벅지 뒤쪽에 힘이 들어가지 않게 하여 다리를 10회 들고 내린다.**

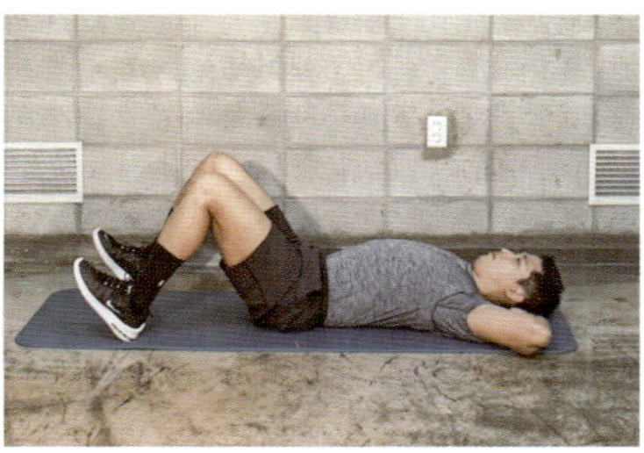

Crunch 준비 자세

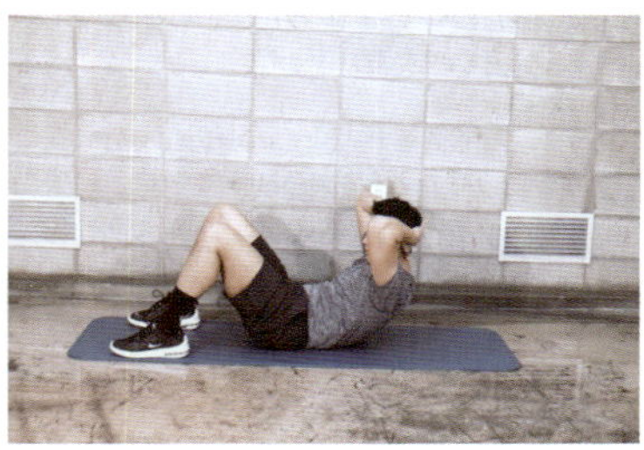

Crunch 종료 자세

그림 5-31

가. 바로 누운 자세에서 양손을 머리 뒤에서 잡는다.

나. 머리와 다리를 들어 올릴 때 시선은 배꼽에서 가슴을 본다. 양쪽 견갑골이 바닥에서 떨어지게 한다.

다. 올라가는 속도는 조금 빠르게(1초), 내려가는 속도는 느리게(2초) 한다.

라. 최대한 구부린 상태에서 5초간 정지하고, 최대한 많은 반복 횟수를 한다.

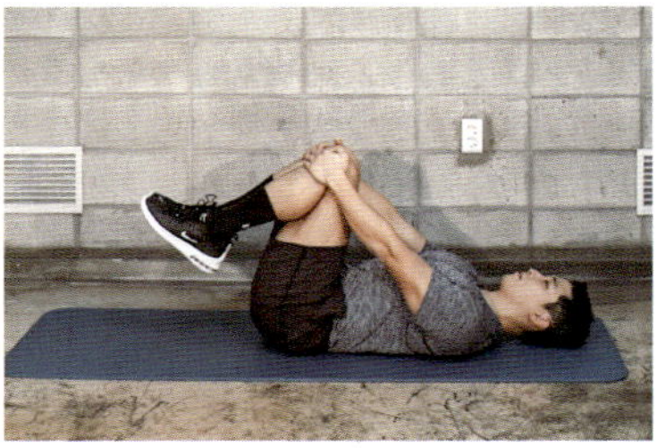

Assist Crunch 준비 자세

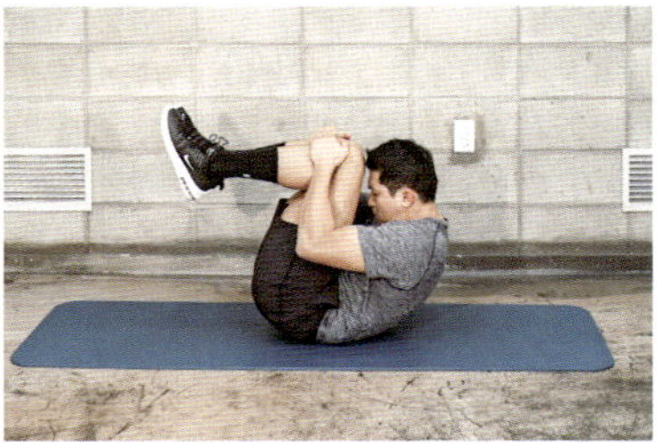

Assist Crunch 종료 자세

그림 5-32

가. 바로 누운 자세에서 양손은 양 무릎을 잡는다.

나. 머리와 무릎이 가까워지도록 복부에 힘을 주어 당겨준다. 양쪽 견갑골이 바닥에서 떨어지게 한다.

다. 올라가는 속도는 조금 빠르게(1초), 내려가는 속도는 느리게(2초) 한다.

라. 최대한 많은 반복 횟수를 한다.

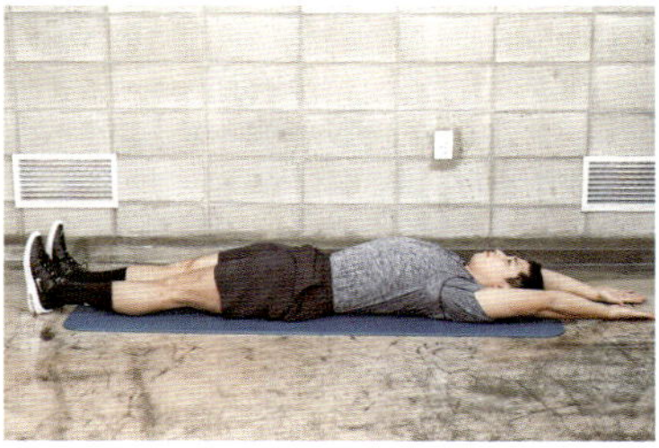

Toe Touch 준비 자세

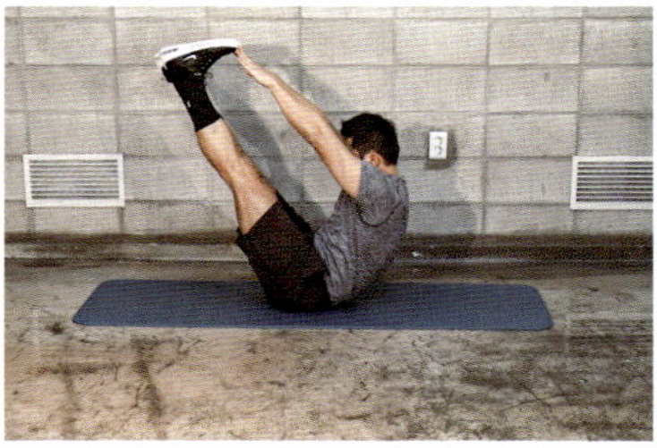

Toe Touch 종료 자세

그림 5-33

가. 바로 누운 자세에서 무릎을 편다.

나. 양손으로 발끝을 터치하고 처음 시작 자세로 돌아온다.

다. 처음의 자리로 돌아올 때 머리가 바닥에 닿지 않게 한다.

라. 점진적으로 반복 횟수를 증가시켜 20회를 반복할 수 있게 한다.

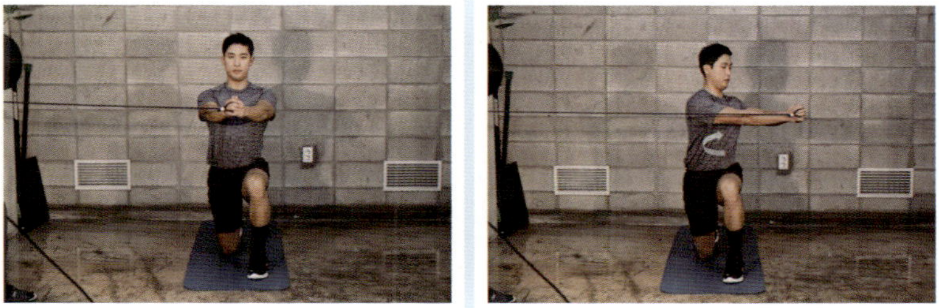

Half Kneeling Rotation 준비 자세　　Half Kneeling Rotation 종료 자세

그림 5-34

가. 런지 자세에서 양손을 앞으로 뻗어 탄성 밴드를 잡는다.
나. 앞에 있는 발의 발바닥, 무릎, 뒤쪽 다리의 발가락 5개에 압력을 유지한다.
다. 체중을 유지한 상태에서 호흡을 뱉으면서 최대한 회전을 한다.
라. 점진적으로 반복 횟수를 증가시켜 20회를 반복할 수 있게 한다.

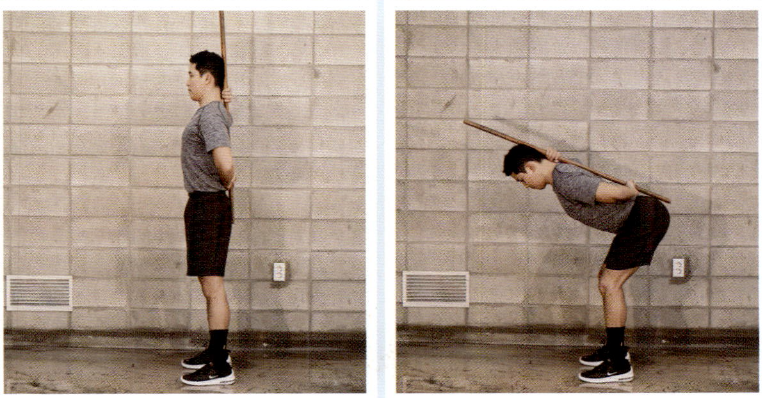

Hip Hinge 준비 자세　　Hip Hinge 종료 자세

그림 5-35

가. 등 뒤에 나무 봉을 잡고, 머리 뒤, 등, 엉덩이가 봉에서 떨어지지 않게 한다.
나. 한 손은 머리 뒤에, 한 손은 허리 뒤쪽에 위치하게 한다.
다. 엉덩이를 뒤로 내밀면서 상체를 앞으로 숙여준다.

라. 허리에 힘을 주어 허리의 아치가 생기지 않게 한다.
마. 점진적으로 반복 횟수를 증가시켜 20회를 반복할 수 있게 한다.

5 무릎 기능회복을 위한 건강운동

무릎 불편감이 생기는 원인은 여러 가지가 있지만 일상생활에서 계단을 오르내리거나, 앉고 서는 동작 그리고 걸을 때 고관절의 움직임이 제한되고 무릎을 과사용하게 되면서 생기는 경우를 대표적인 원인으로 뽑을 수 있다. 일상생활에서 무릎이 발 끝보다 과하게 앞으로 나오는 현상은 측면스쿼트 동작을 통해 파악할 수 있다.

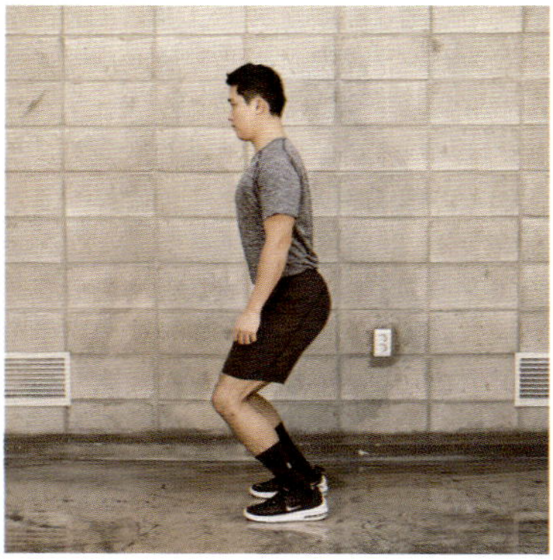
무릎을 이용해서 앉는 자세

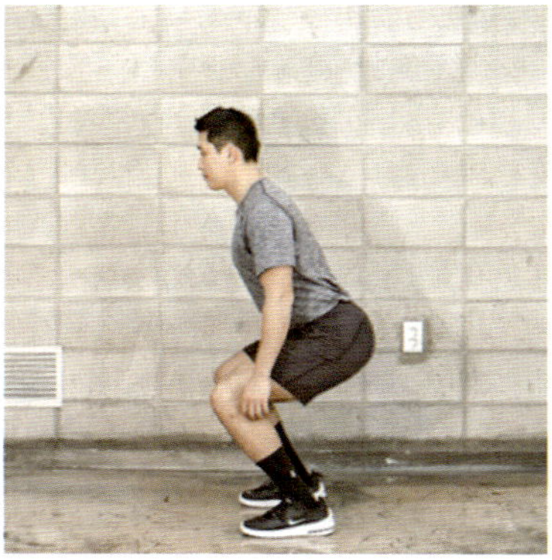
엉덩이와 허벅지를 이용해 앉는 자세

그림 5-36

종아리 폼롤러 → ITB 폼롤러 → 손바닥 걷기 → 종아리 운동 → ABP 앞으로 걷기 → ABP 옆으로 걷기 → 전방 런지

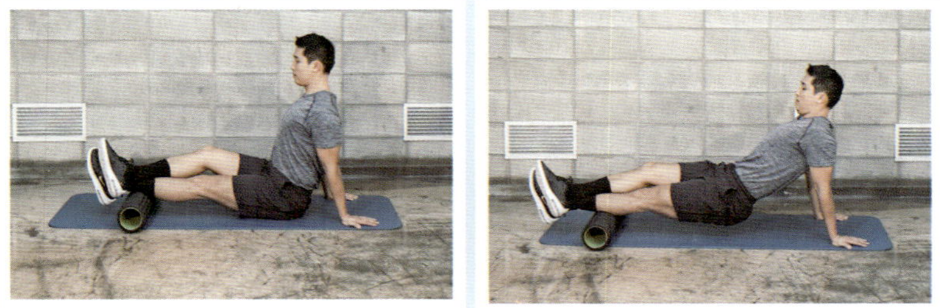

종아리 폼롤러 준비 자세 종아리 폼롤러 종료 자세

그림 5-37

가. 바로 앉은 자세에서 종아리 아래에 폼롤러를 둔다.
나. 한 발을 다른 발 위에 올리고 엉덩이를 들어 올려 아래 위로 움직인다.
다. 허리에 힘을 주어 아치가 생기지 않게 하고 가장 불편한 곳을 찾는다.
라. 점진적으로 반복 횟수를 증가시켜 20회를 반복할 수 있게 한다.

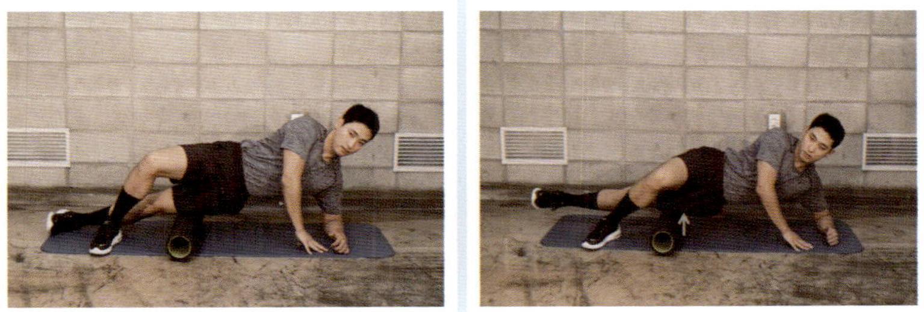

ITB 폼롤러 준비 자세 ITB 폼롤러 종료 자세

그림 5-38

가. 몸을 옆으로 누워서 폼롤러를 고관절과 무릎 사이에 아래 댄다.
나. 몸통에 힘을 주고 팔꿈치로 버티면서 위아래로 천천히 움직인다.
다. 10회에서 시작해서 20회까지 점진적으로 증가시킨다.
라. 통증이 줄어들면 폼롤러에 체중을 조금 더 올려준다.

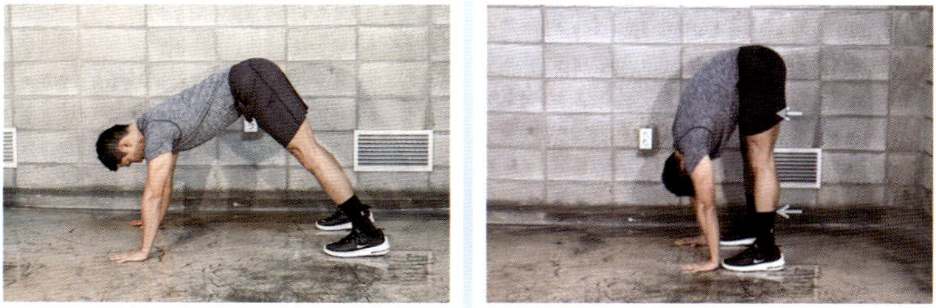

손바닥 걷기 준비 자세 　　　　손바닥 걷기 종료 자세

그림 5-39

가. 양쪽 무릎을 편 채로 네발기기 자세를 취한다.

나. 양손을 하나씩 번갈아가며 발쪽 방향으로 걸어온다.

다. 이때 양쪽 발 뒤꿈치가 떨어지지 않게 힘을 주고 스트레칭한다.

라. 약 5초간 자세를 유지하고 다시 처음의 자세로 돌아온다.

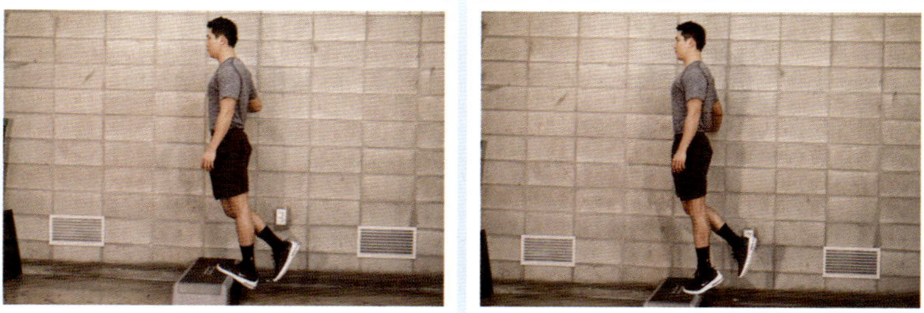

종아리 운동 준비 자세 　　　　종아리 운동 종료 자세

그림 5-40

가. 바로 선 자세에서 스텝 박스에 올라서서 한쪽 다리를 든다.

나. 한 손으로 벽을 잡고 뒤꿈치를 최대한 들어 올리고 최대한 내린다.

다. 뒤꿈치를 들어 올릴 때 엄지발가락과 검지발가락의 힘으로 올린다.

라. 최대 25개의 반복 횟수를 할 수 있을 때까지 운동한다.

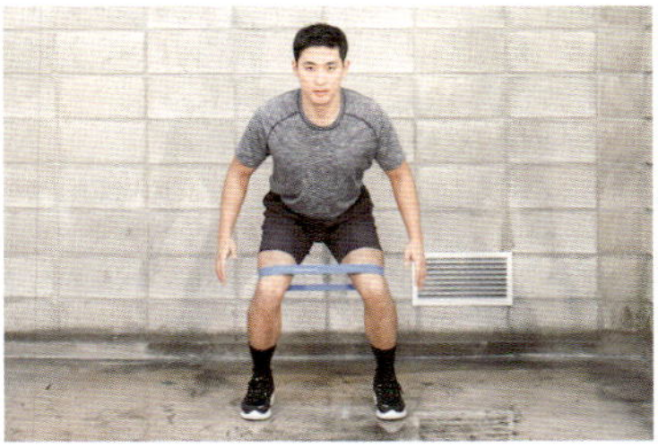

ABP 앞으로 걷기 준비 자세

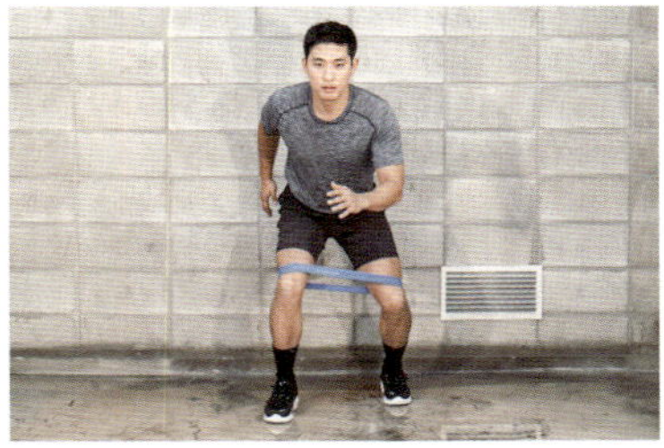

ABP 앞으로 걷기 종료 자세

그림 5-41

가. 하프 스쿼트(half squat) 자세에서 양발 또는 허벅지에 탄성 밴드를 끼운다.
나. 양발을 어깨 넓이보다 조금 넓게 하여 앞으로 또는 뒤로 걷는다.
다. 걸을 때 머리와 상체가 움직이지 않게 코어에 힘을 준다.
라. 점진적으로 증가시켜 10회 반복할 수 있게 한다.

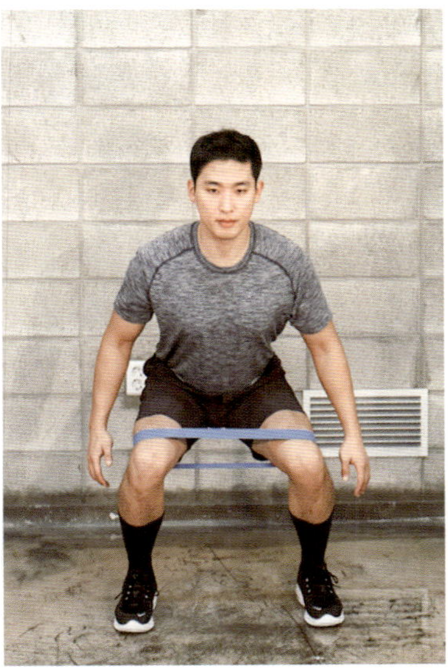

ABP 옆으로 걷기 준비 자세

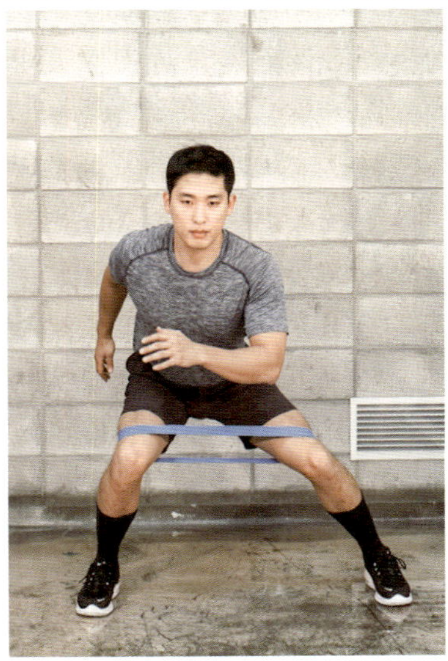

ABP 옆으로 걷기 종료 자세

그림 5-42

가. 하프 스쿼트(half squat) 자세에서 양발 또는 허벅지에 탄성 밴드를 끼운다.
나. 양발을 어깨 넓이보다 조금 넓게 하여 양옆으로 걷는다.
다. 걸을 때 머리와 상체가 움직이지 않게 코어에 힘을 준다.
라. 점진적으로 증가시켜 10회 반복할 수 있게 한다.

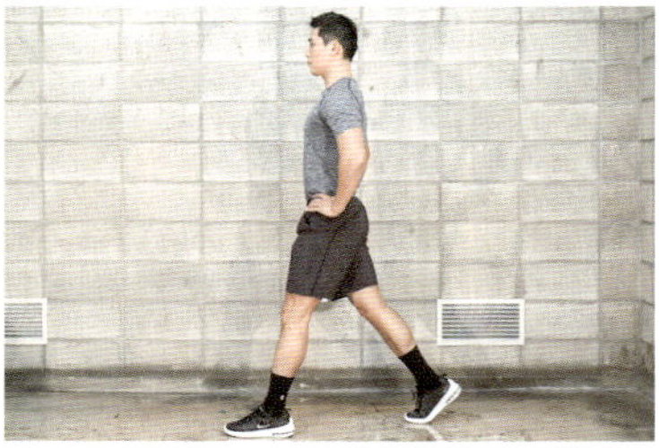
전방 런지 준비 자세

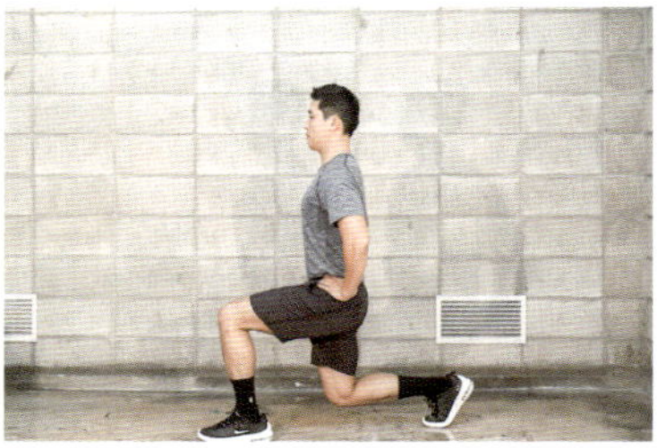
전방 런지 종료 자세

그림 5-43

가. 바로 선 자세에서 상체를 곧게 세우고 한쪽 발을 앞으로 내민다.
나. 앞쪽 무릎과 뒤쪽 무릎에 힘이 고르게 분포하도록 위치한다.
다. 뒷무릎과 엉덩이 머리가 일직선을 이루는 것을 확인한다.
라. 양발의 발가락이 항상 전방을 유지하도록 한다.
마. 한쪽 발에 10~15회 반복할 수 있을 때까지 트레이닝한다.

6 발목, 종아리 기능회복을 위한 건강운동

발목과 종아리 기능을 확인해 보기 위해서 좋은 검사방법은 뒤꿈치 들어 올리기 운동이다. 한 발로 선 상태에서 뒤꿈치 들기를 쉬지 않고 연속해서 25회를 실시하는 동작을 통해 검사할 수 있다. 만약 뒤꿈치를 들어 올리는 높이가 낮거나 25개를 하지 못할 경우 발목과 종아리 기능이 감소된 것으로 판단할 수 있다.

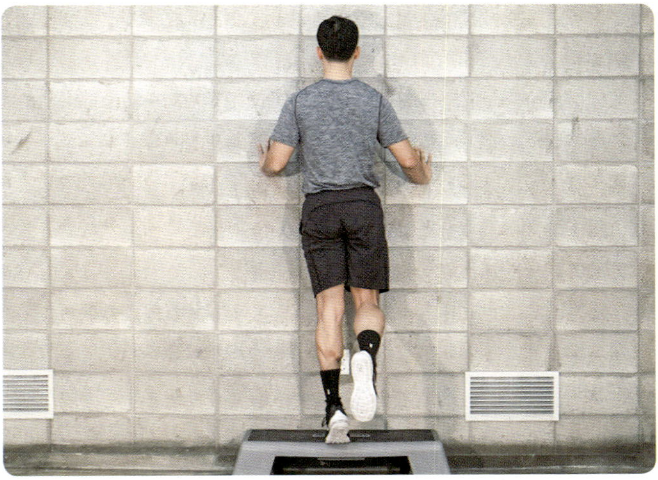

그림 5-44

종아리 폼롤러 → TA 폼롤러 → 종아리 스트레칭 → 종아리 운동 → 제자리 뛰기 → 양발 줄넘기

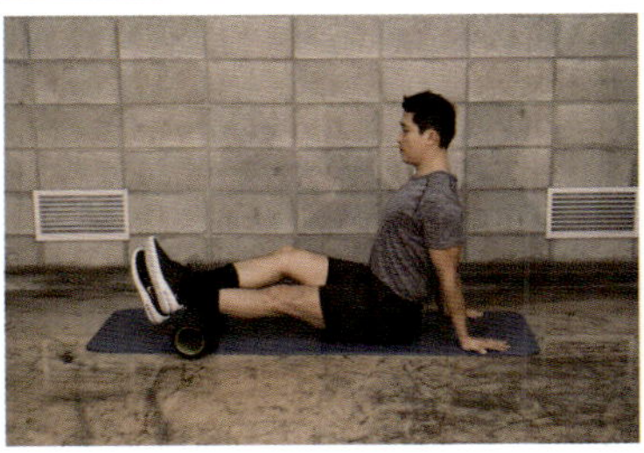

종아리 폼롤러 준비 자세

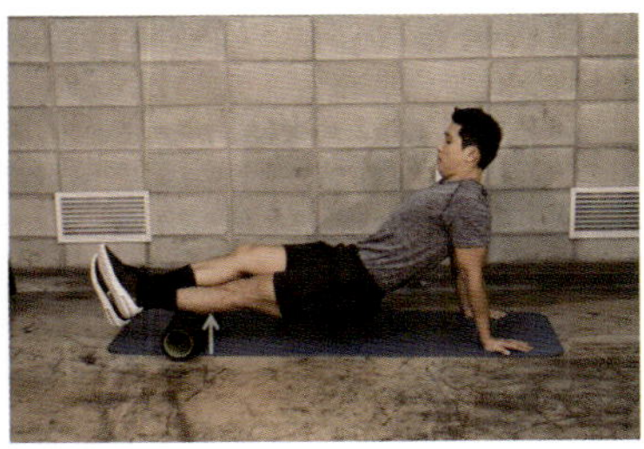

종아리 폼롤러 종료 자세

그림 5-45

가. 바로 앉은 자세에서 종아리 아래에 폼롤러를 둔다.

나. 한 발을 다른 발 위에 올리고 엉덩이를 들어 올려 아래위로 움직인다.

다. 허리에 힘을 주어 아치가 생기지 않게 하고 가장 아픈 곳을 찾는다.

라. 점진적으로 반복 횟수를 증가시켜 20회를 반복할 수 있게 한다.

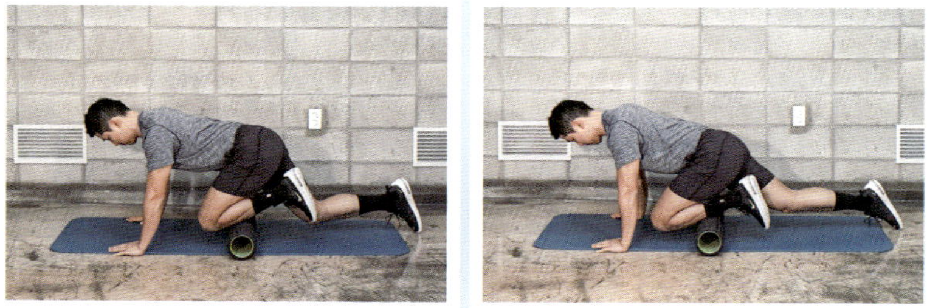

TA 폼롤러 준비 자세　　TA 폼롤러 종료 자세

그림 5-46

가. 엎드린 자세에서 한쪽 정강이를 폼롤러에 올린다.

나. 정강이의 위쪽과 아래쪽을 천천히 문질러 준다.

다. 불편감이 줄어들면 체중을 폼롤러에 전부 올린다.

라. 점진적으로 반복 횟수를 증가시켜 20회를 반복할 수 있게 한다.

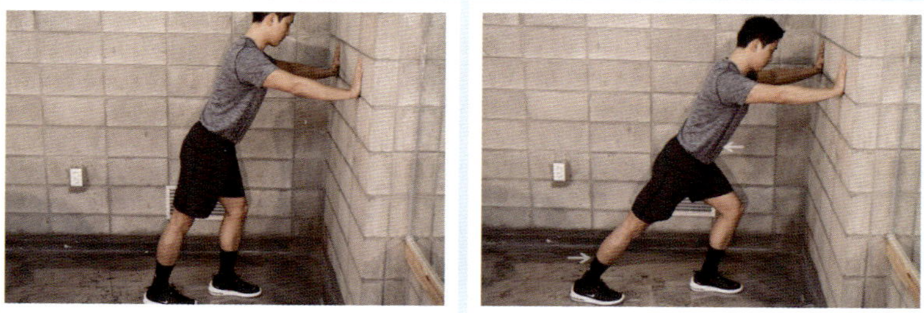

종아리 스트레칭 준비 자세　　종아리 스트레칭 종료 자세

그림 5-47

가. 벽에서 40cm 정도 떨어진 상태에서 양손은 벽에 대고 선다.

나. 스트레칭 하려는 다리를 뒤쪽으로 빼고 체중을 뒤꿈치에 두고 뒤로 밀어낸다.

다. 종아리 근육의 당기는 느낌이 없어지면 발을 조금 더 뒤로 보낸다.

라. 스트레칭 시간을 10초에서 시작하여 40초까지 점진적으로 증가시킨다.

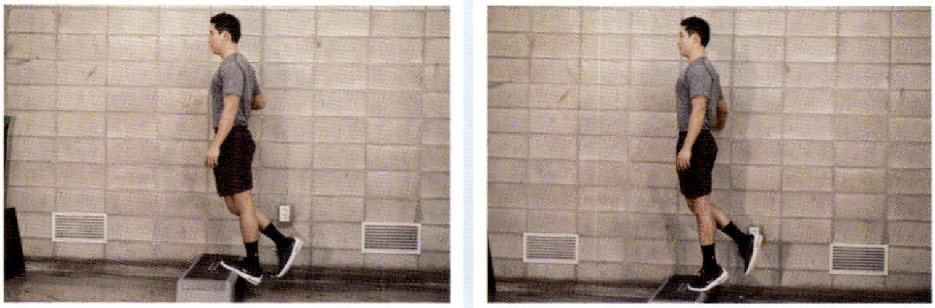

종아리 운동 준비 자세 　 종아리 운동 종료 자세

그림 5-48

가. 바로 선 자세에서 스텝 박스에 올라서서 한쪽 다리를 든다.
나. 한 손으로 벽을 잡고 뒤꿈치를 최대한 들어 올리고 최대한 내린다.
다. 뒤꿈치를 들어 올릴 때 엄지발가락과 검지발가락의 힘으로 올린다.
라. 최대 25개의 반복 횟수를 할 수 있을 때까지 운동한다.

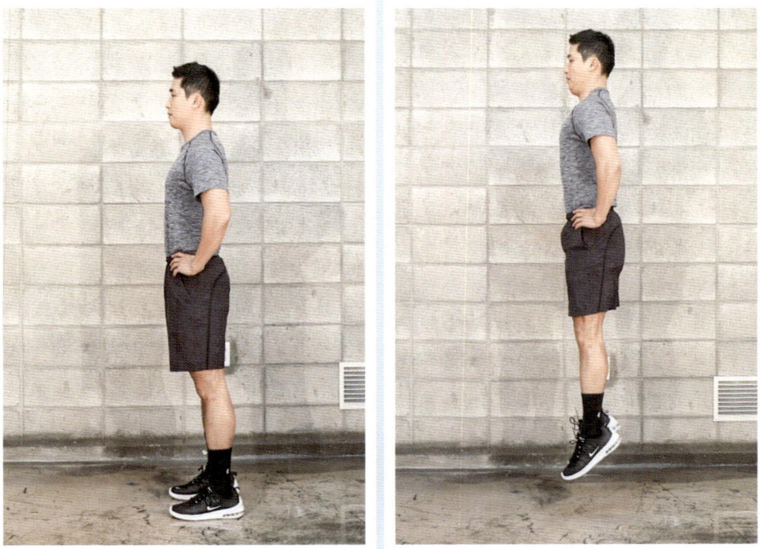

제자리 뛰기 준비 자세 　 제자리 뛰기 종료 자세

그림 5-49

가. 양손을 허리에 올리고 바로 선다.

나. 발목으로 점프를 하기 위해서는 무릎을 구부리지 않아야 한다.
다. 바닥에 닿는 시간은 짧게 하늘에 떠 있는 시간은 최대한 길게 뛴다.
라. 점프의 위치는 일정하면 좋고, 반복 횟수는 가능하면 많을수록 좋다.

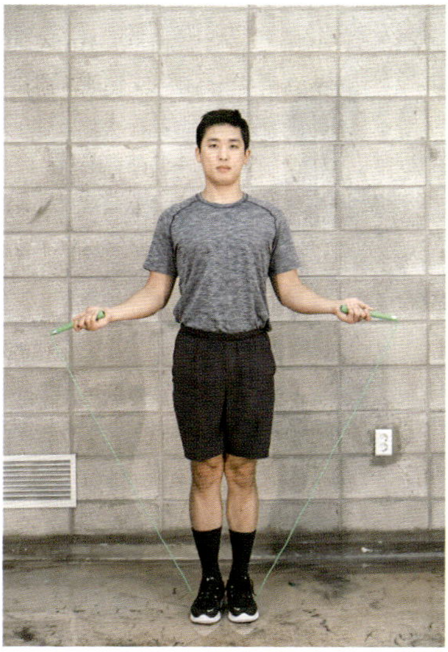

양발 줄넘기 준비 자세

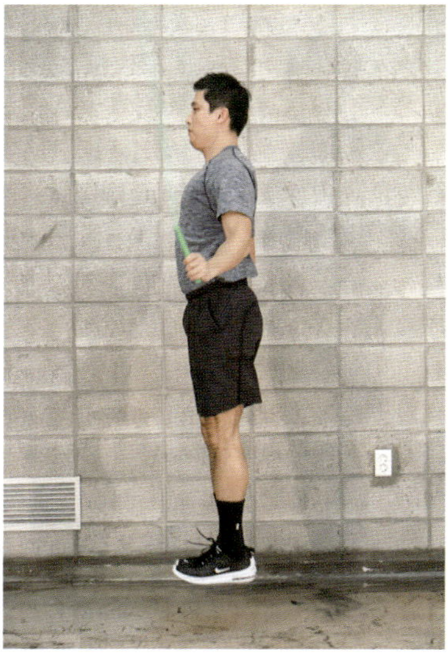

양발 줄넘기 종료 자세

그림 5-50

가. 양발을 모으고 양손에 줄넘기를 잡는다.
나. 점프할 때는 무릎을 구부리지 않고 발목을 사용해서 점프한다.
다. 상체는 구부리지 않고 단단하게 고정하고 뛴다.
라. 뛰는 숫자는 가능하면 최대한 많이 한다.

7 손목 기능회복을 위한 건강운동

손목 기능을 확인하는 가장 간단한 방법은 손목의 굴곡 신전 유연성을 확인하는 것이다. 앉은 자세에서 앞으로 나란히 한 상태에서 손목을 스스로 구부리는 동작으로 확인한다.

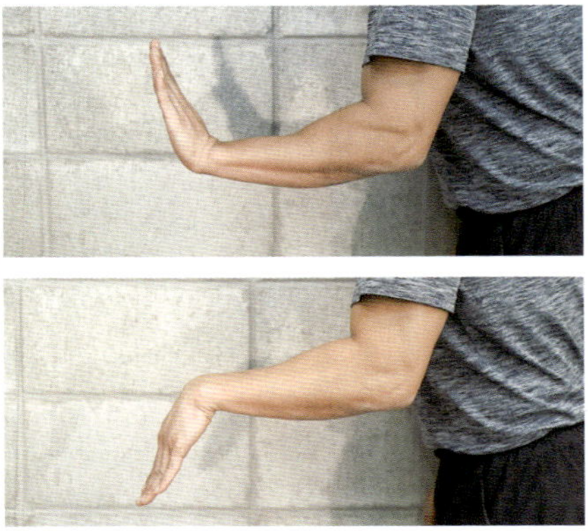

양손 동시에 검사

정상적인 손목 굴곡의 유연성은 40도이다. 양손을 동시에 굴곡해서 부족한 유연성이 있는 관절을 선택한다.

손목 굴곡 신전 유연성 검사

그림 5-51

전완 폼롤러 → 손목 신전 스트레칭 → 손목 외회전 스트레칭 → 상완신경 스트레칭 → 손목 신전근 근력 강화 → 팔굽혀펴기

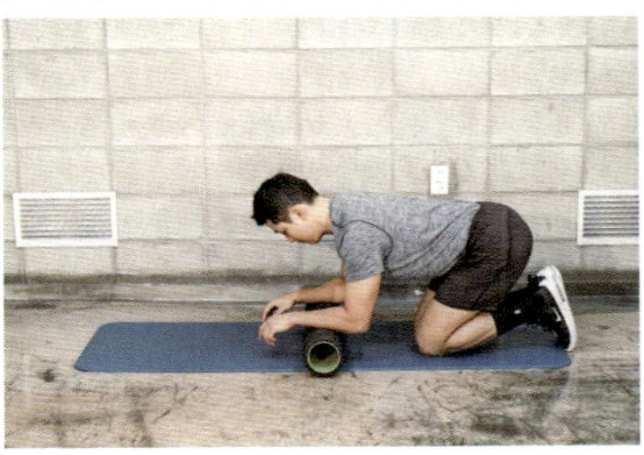

전완 폼롤러 준비 자세

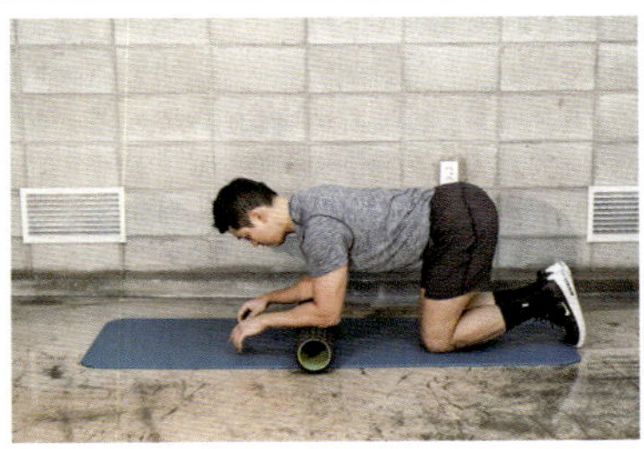

전완 폼롤러 종료 자세

그림 5-52

가. 양쪽 무릎을 꿇고 앉아 손바닥이 하늘로 향하게 한 채 전완부를 폼롤러에 댄다.

나. 전완부에 압력을 천천히 가하면서 위아래로 움직인다.

다. 점진적으로 반복 횟수를 증가시켜 20회를 반복할 수 있게 한다.

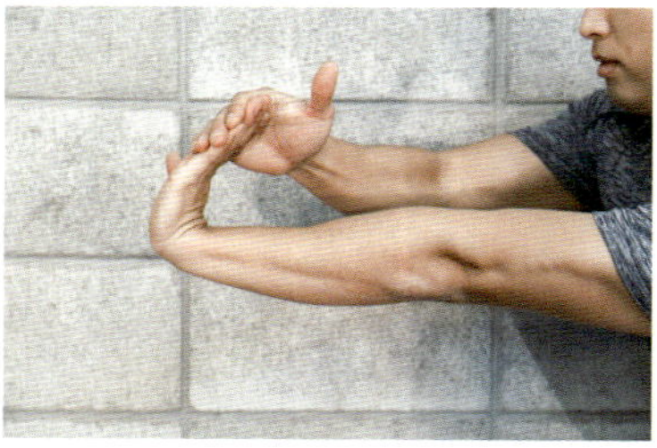

손목 굴곡근 스트레칭 자세

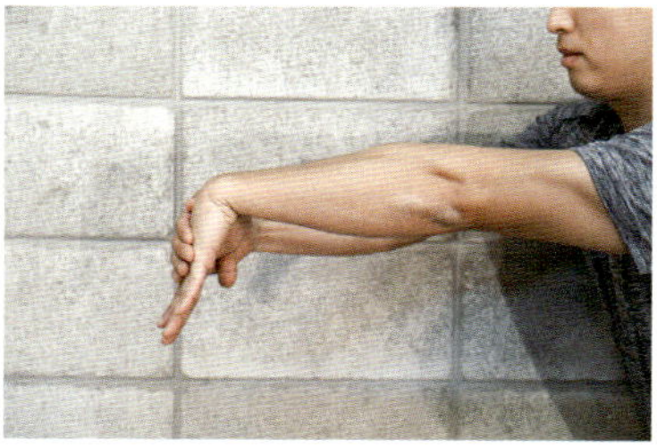

손목 신전근 스트레칭 자세

그림 5-53

가. 바로 선 자세에서 스트레칭하려는 손을 앞쪽으로 뻗어준다.

나. 반대손으로 손바닥을 잡고 몸쪽으로 당겨준다(굴곡근 스트레칭), 반대손으로 손등쪽을 잡고 몸쪽으로 당겨준다(신전근 스트레칭).

다. 스트레칭 시간을 10초에서 시작하여 40초까지 점진적으로 증가시킨다.

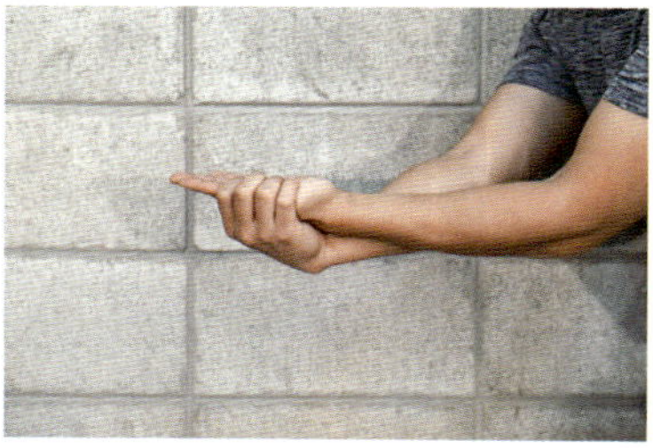

손목 외회전 스트레칭 준비 자세

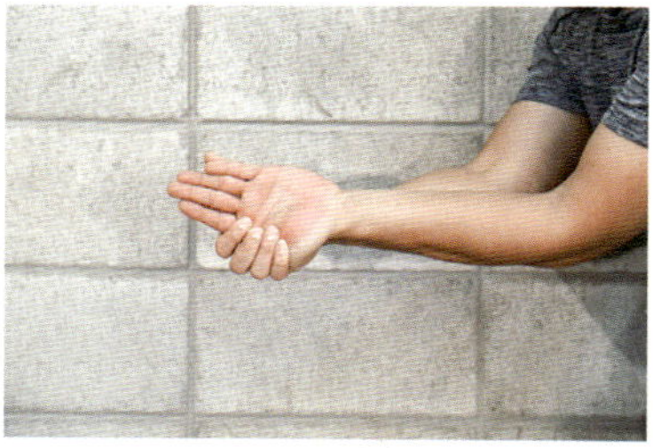

손목 외회전 스트레칭 종료 자세

그림 5-54

가. 스트레칭하려는 손을 하늘을 보게 한다.

나. 반대손 네 손가락으로 엄지손을 잡고, 엄지손은 새끼손가락 쪽을 잡는다.

다. 손목을 바깥쪽으로 최대한 회전시킨다.

라. 스트레칭 시간을 10초에서 시작하여 40초까지 점진적으로 증가시킨다.

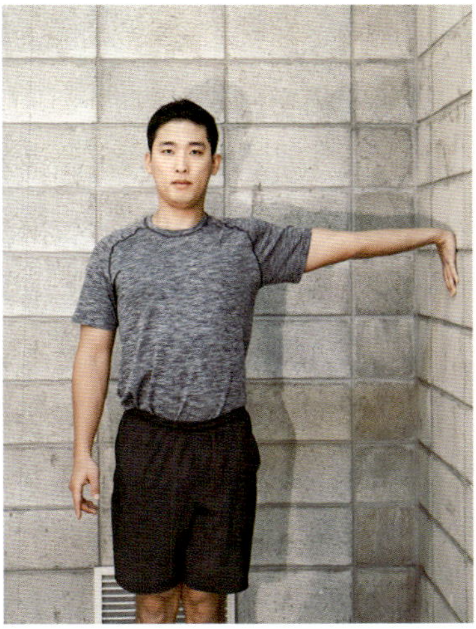
정중신경 스트레칭 준비 자세

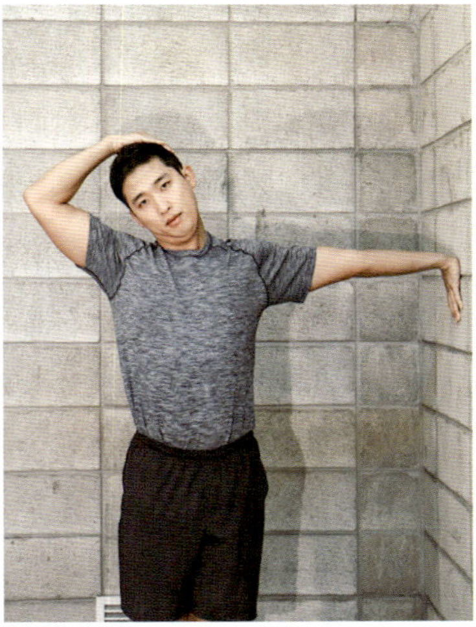
정중신경 스트레칭 종료 자세

그림 5-55

가. 벽을 옆에 두고 팔꿈치를 완전히 펴고 손가락을 아래로 하여 벽에 댄다.

나. 반대손으로 머리 옆쪽을 잡고 천천히 반대쪽으로 당겨준다.

다. 스트레칭하는 동안 손가락, 팔꿈치, 어깨가 구부러지지 않게 한다.

라. 스트레칭 시간을 10초에서 시작하여 40초까지 점진적으로 증가시킨다.

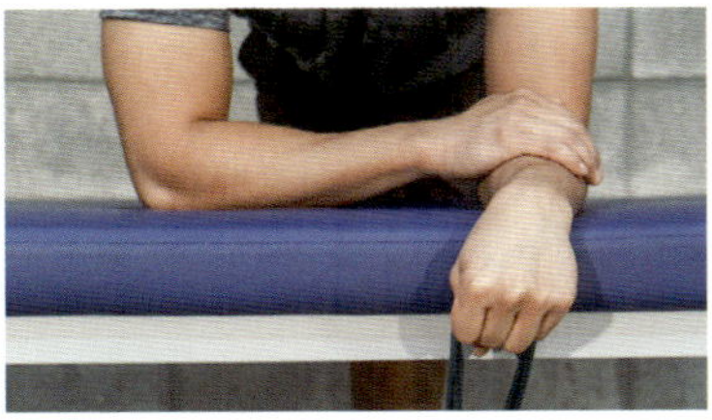
손목 신전근 근력 강화 준비 자세

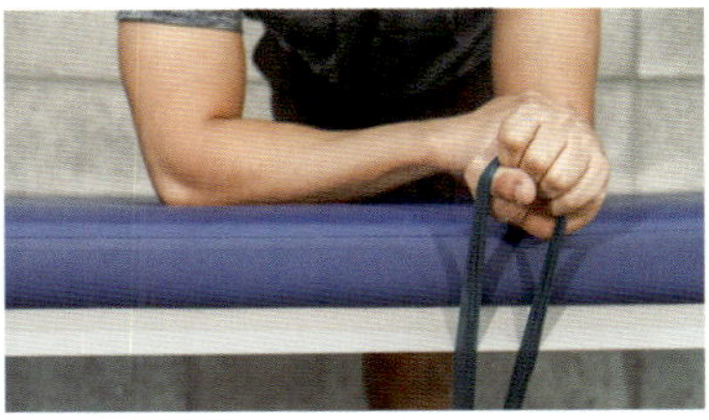
손목 신전근 근력 강화 종료 자세

그림 5-56

가. 테이블에 손이 바깥에 나오게 하여 손에 탄성 밴드를 잡는다.

나. 손등을 최대한 위쪽으로 올리고 천천히 내린다.

다. 반복 횟수는 10회에서 15회까지 할 수 있는 강도를 설정한다.

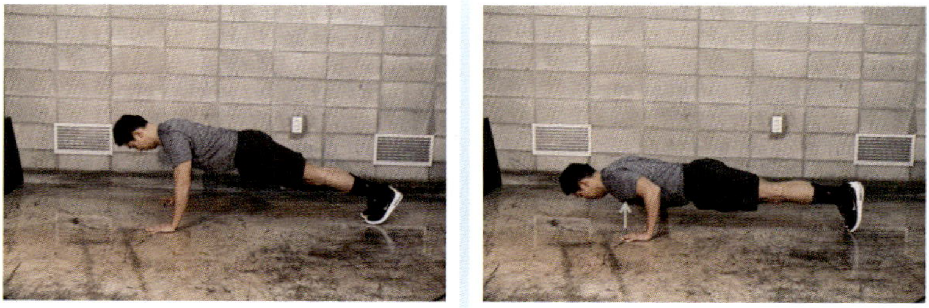

팔굽혀펴기 근력 강화 준비 자세
***손가락 최대 벌리기

팔굽혀펴기 근력 강화 종료 자세

그림 5-57

가. 양발을 모으고 양손은 어깨 앞쪽에 위치하게 하여 준비한다.
나. 양손의 손가락은 최대한 벌려 손목에 압력이 가지 않도록 분산한다.
다. 운동 중 허벅지 앞, 엉덩이에 힘이 빠지지 않게 하며, 내려갈 때는 천천히 올라갈 때는 빠르게 올린다.
라. 반복 횟수는 최대한 많이 한다.

TIP **10개를 반복할 수 없다면 무릎을 구부리고 운동한다.**

8 올바른 보행을 위한 건강운동

보행운동이 건강에 많은 도움이 된다는 것은 일반인, 트레이너, 건강운동관리사, 의사 모두 알고 있는 사실이다. 그래서 몸이 건강하지 못한 경우 일반적으로 걷기 시간/일, 회/주의 기준으로 걷기 운동이 많이 권장된다. 하지만 생각보다 올바른 보행 자세로 걷는 사람을 보기는 드물다. 보행의 경우 매우 복잡한 신체 움직임들이 합쳐져서 만들어지는 결과물이다. 이 책에서는 가장 중요한 두 가지만 설명을 할 것이다. 넓은 보폭으로 빠르게 걷는 것이 가장 간단하고 좋은 걷기의 기술이다. 좋은 보행을 배우기 위해서는 보폭과 걷는 속도를 평가하는 것이 필요하다.

보행의 평가에서 스텝은 왼발 뒤꿈치에서 오른발 뒤꿈치까지의 길이를 말하며 정상적인 스텝은 대략 70cm±10cm 정도이다. 또한 가지 간단하게 검사할 수 있는 방법은 자신의 신장에서 100을 빼면 자신의 정상길이의 스텝이 된다. 노화가 진행되거나 몸에 문제가 있는 경우 스텝이 줄어드는 경향이 있어 스텝의 길이 확인은 보행의 평가에서 매우 중요한 요소이다.

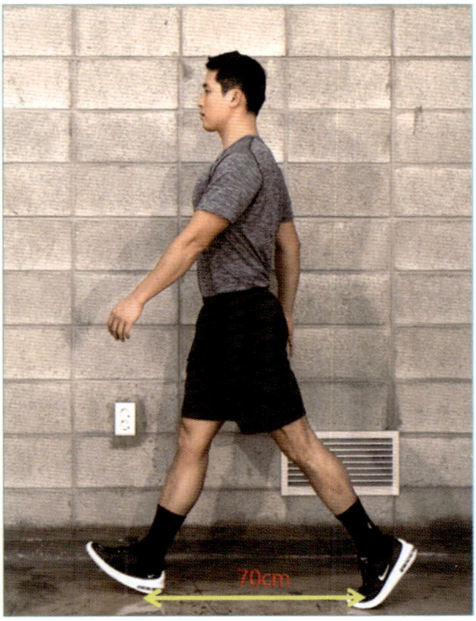

그림 5-58

보행의 길이 평가는 스텝과 스트라이드 평가로 한다. 스텝은 왼쪽발의 뒤꿈치에서 오른발의 뒤꿈치까지의 길이를 말한다. 스트라이드는 왼발의 뒤꿈치와 다시 왼발의 뒤꿈치까지의 길이를 말한다. 보행 길이의 단축은 건강의 이상과 노화로 이어진다는 사실은 많은 연구들에서 입증되었다. 따라서 보폭을 확인하는 것은 건강을 간접적으로 확인할 수 있는 좋은 방법이다.

사람이 태어나 걷기 시작하면서 걷는 속도는 20~30세까지 계속해서 빨라진다. 하지만 20~30대를 넘기기 시작하면서 걷는 속도는 현저하게 느려진다. 여성은 60세에, 남성는 70세에 급격하게 속도가 줄어든다. 걷는 속도를 빠르게 유지한다는 것은 근력, 평형성, 유연성, 근신경조절 능력이 좋다는 것을 의미한다. 걷는 속도를 빠르게 하는 것은 노화를 예방하고 건강을 지키는 가장 쉽고 좋은 방법이기도 한다.

보행은 넓은 보폭을 유지하면서 빠르게 걷는 것이 가장 중요하다. 하지만 빠르게 걷는다고 상체가 앞뒤, 좌우로 움직이면서 걷는 것은 좋지 않다.

종아리 폼롤러, TA 폼롤러 → 종아리 스트레칭 → 종아리 운동 → 한 발 균형 잡기 → 뒤꿈치로 걷기 → 까치발 걷기 → 마칭으로 걷기 → 넓은 보행으로 걷기

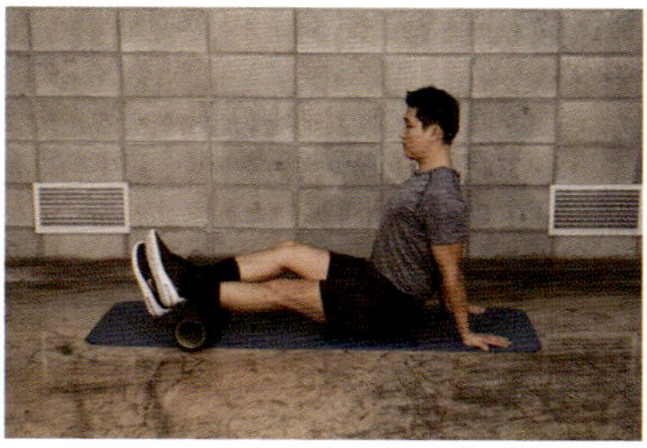

종아리 폼롤러 준비 자세

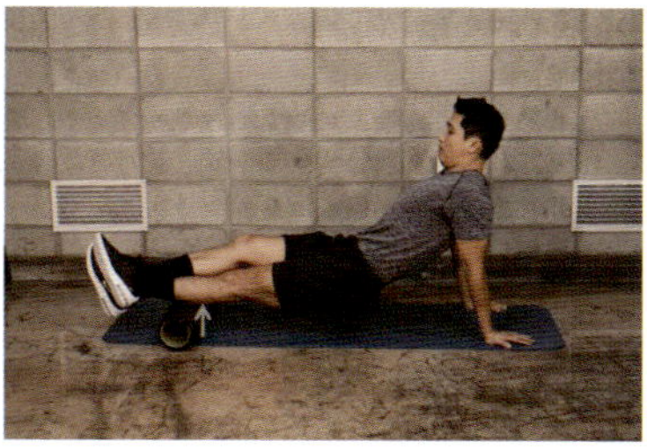

종아리 폼롤러 종료 자세

그림 5-59

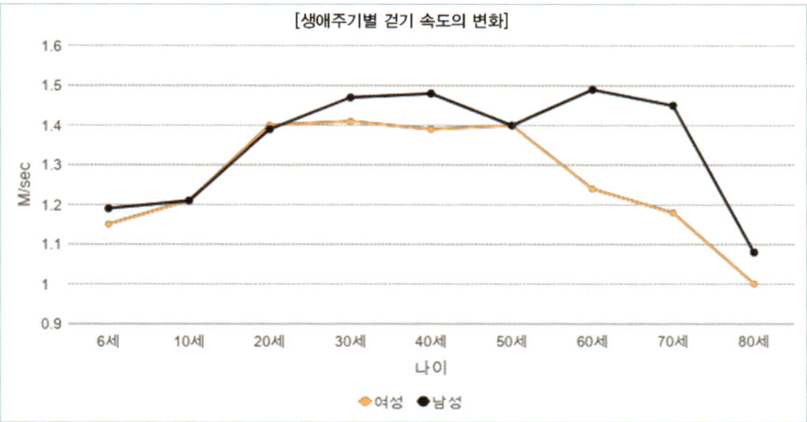

그림 5-60

가. 바로 앉은 자세에서 종아리 아래에 폼롤러를 둔다.
나. 한 발을 다른 발 위에 올리고 엉덩이를 들어 올려 아래위로 움직인다.
다. 허리에 힘을 주어 아치가 생기지 않게 하고 가장 아픈 곳을 찾는다.
라. 점진적으로 반복 횟수를 증가시켜 20회를 반복할 수 있게 한다.

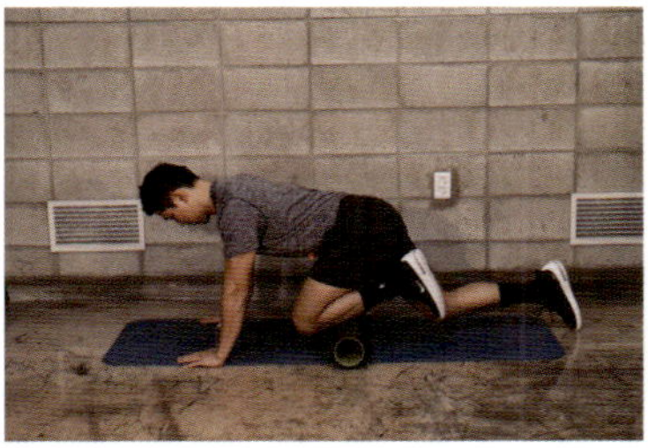

TA 폼롤러 준비 자세

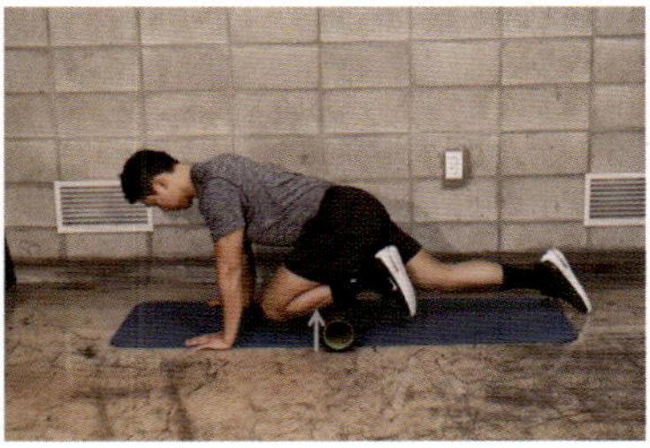

TA 폼롤러 종료 자세

그림 5-61

가. 엎드린 자세에서 한쪽 정강기를 폼롤러에 올린다.
나. 정강이의 위쪽과 아래쪽을 천천히 문질러 준다.
다. 불편감이 줄어들면 체중을 폼롤러에 전부 올린다.
라. 점진적으로 반복 횟수를 증가시켜 20회를 반복할 수 있게 한다.

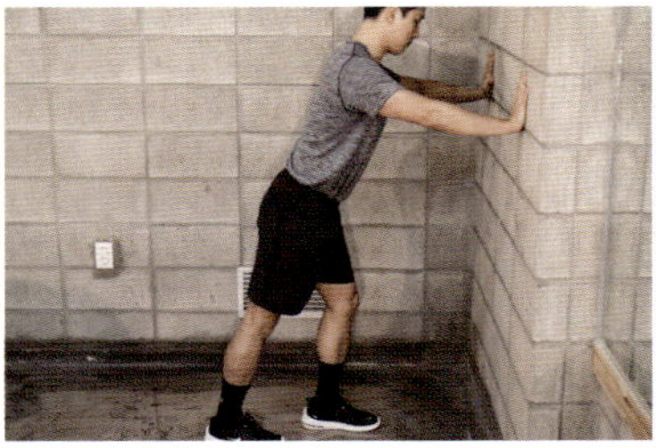

종아리 스트레칭 준비 자세

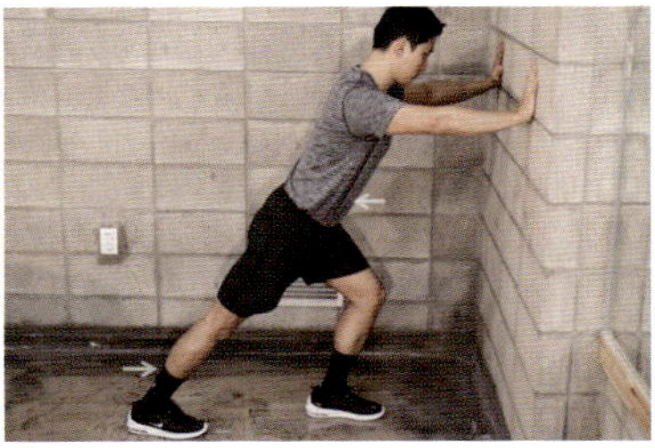

종아리 스트레칭 종료 자세

그림 5-62

가. 벽에서 40cm 정도 떨어진 상태에서 양손은 벽에 대고 선다.
나. 스트레칭하려는 다리를 뒤쪽으로 빼고 체중을 뒤꿈치에 두고 뒤로 밀어낸다.
다. 종아리 근육의 당기는 느낌이 없어지면 발을 조금 더 뒤로 보낸다.
라. 스트레칭 시간을 10초에서 시작하여 40초까지 점진적으로 증가시킨다.

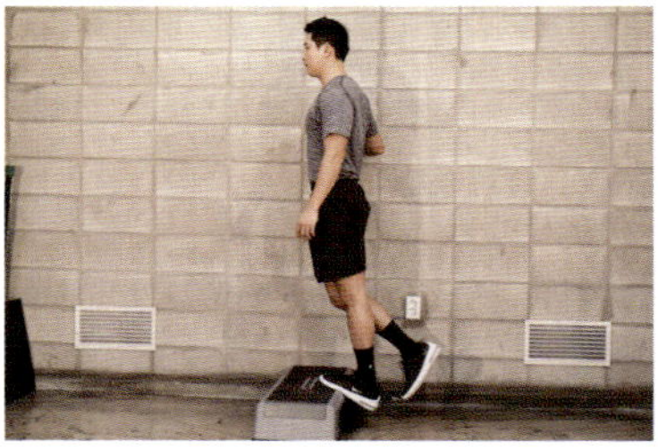

종아리 운동 준비 자세

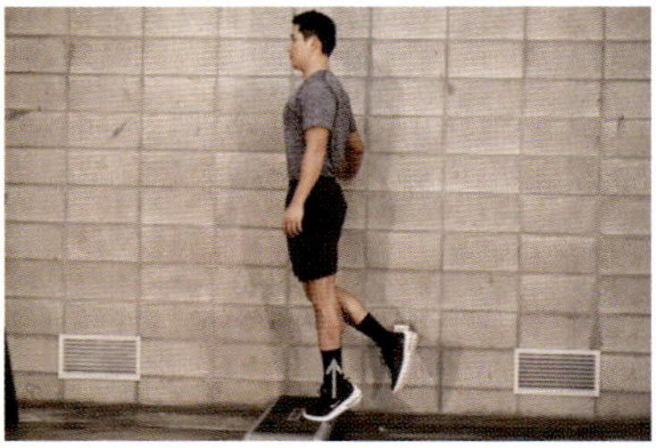

종아리 운동 종료 자세

그림 5-63

가. 바로 선 자세에서 스텝 박스에 올라서서 한쪽 다리를 든다.
나. 한 손으로 벽을 잡고 뒤꿈치를 최대한 들어 올리고 최대한 내린다.
다. 뒤꿈치를 들어 올릴 때 엄지발가락과 검지발가락의 힘으로 올린다.
라. 최대 25개의 반복 횟수를 할 수 있을 때까지 운동한다.

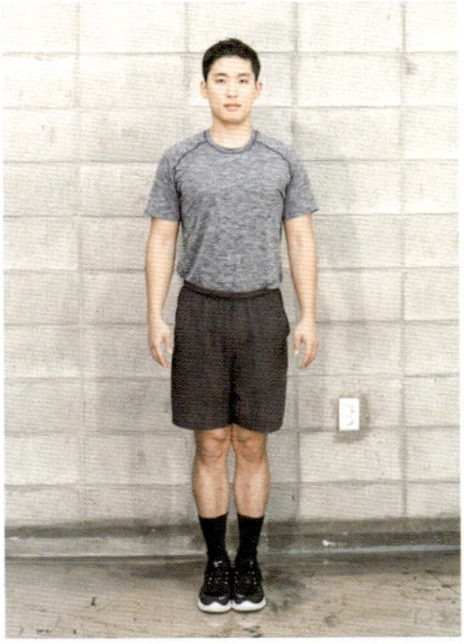

한 발 균형 잡기 준비 자세

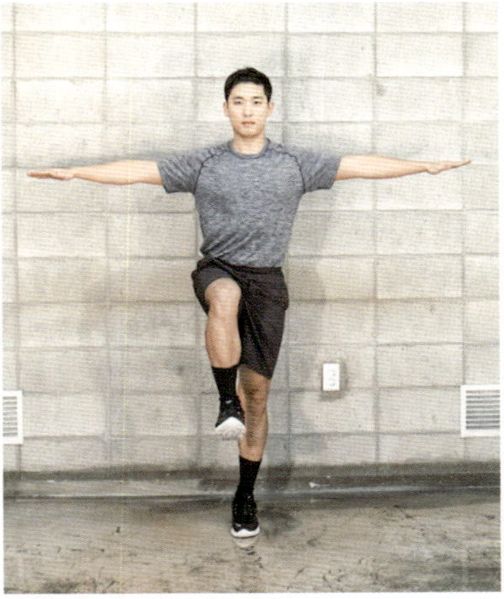

한 발 균형 잡기 종료 자세

그림 5-64

가. 차렷자세에서 양발 발바닥에 고르게 힘을 주고 선다.

나. 양손은 좌우로 벌리고 고관절과 무릎을 90도로 구부려 균형을 잡는다.

다. 손과 발이 움직이지 않는 상태에서 60초까지 균형을 잡는다.

라. 60초까지 균형이 잘 잡히면 눈을 감고 40초까지 균형을 잡도록 운동한다.

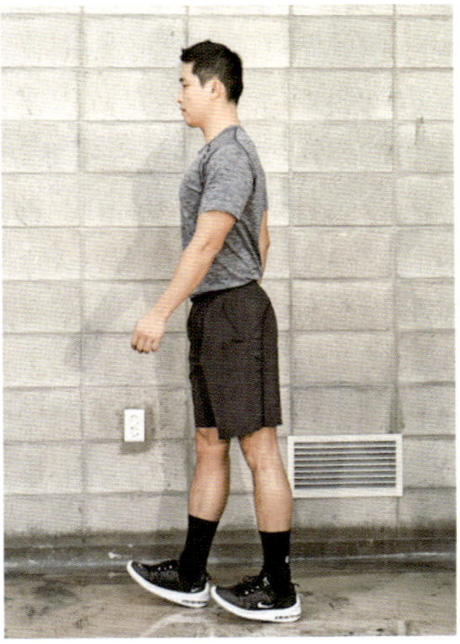

뒤꿈치로 걷기 준비 자세

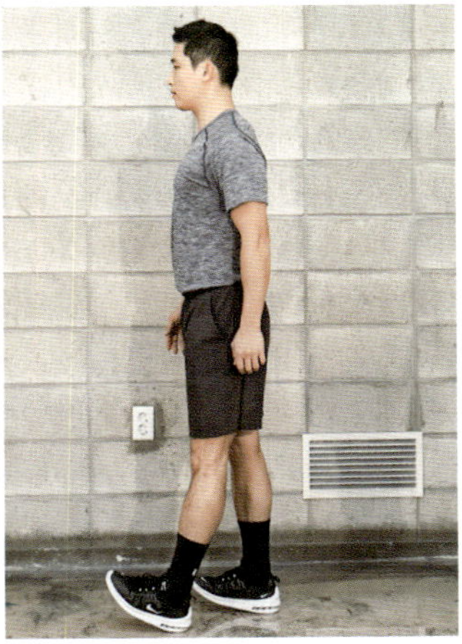

뒤꿈치로 걷기 종료 자세

그림 5-65

가. 바로 선 자세에서 발가락을 들어 올려 뒤꿈치로 중심을 잡는다.
나. 무릎과 고관절을 구부리지 않고 뒤꿈치로만 걷기를 한다.
다. 가능하면 걷는 보폭을 넓게 하여 걷는다.

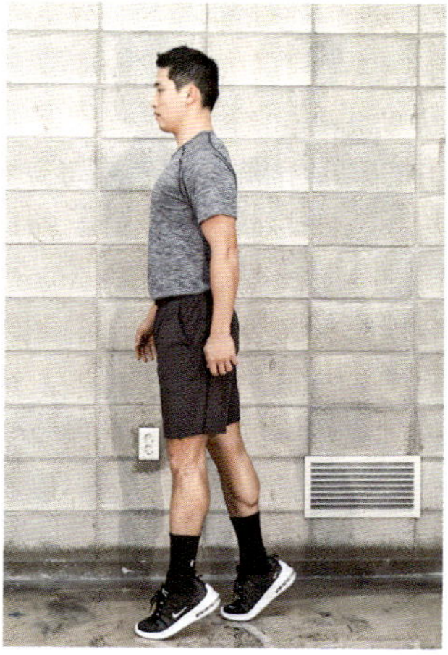

뒤꿈치 들고 걷기 준비 자세

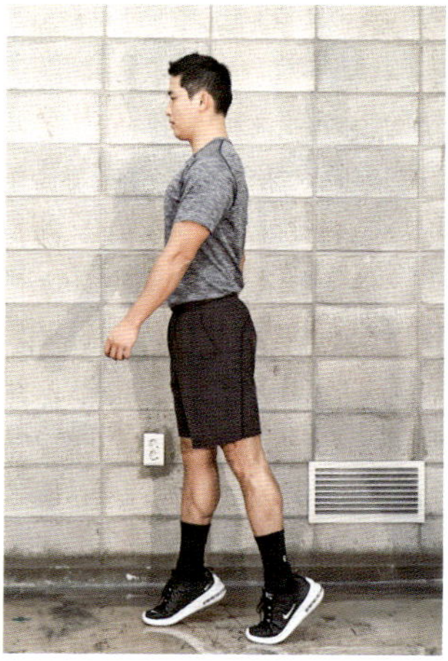

뒤꿈치 들고 걷기 종료 자세

그림 5-66

가. 바로 선 자세에서 뒤꿈치를 들어 올려 중심을 잡고 선다.
나. 무릎과 고관절을 구부리지 않고 발가락으로만 걷기를 한다.
다. 가능하면 보폭을 넓게 하여 걷는다.

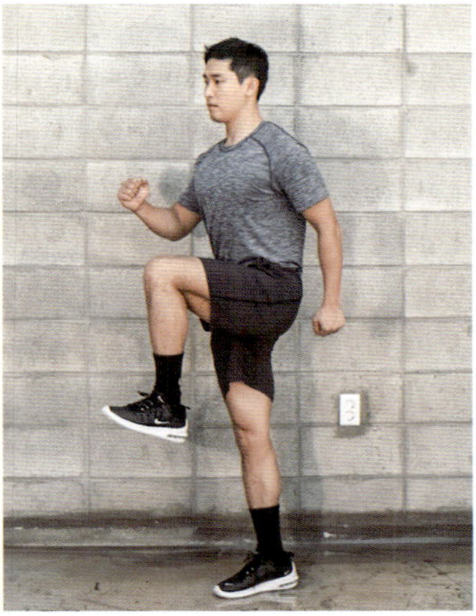

마칭으로 걷기 준비 자세

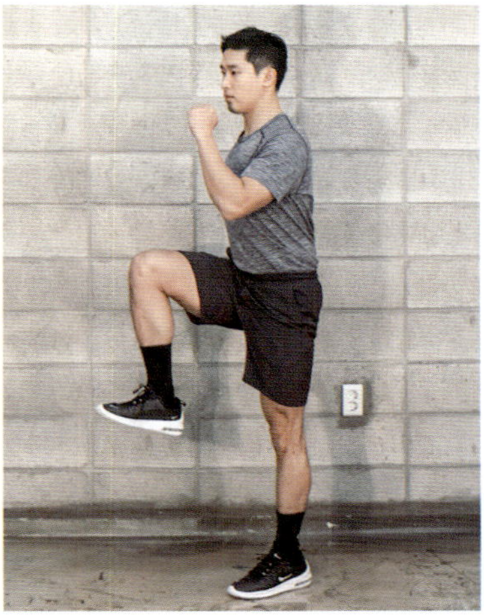

마칭으로 걷기 종료 자세

그림 5-67

가. 팔을 90도 구부리고 앞뒤로 흔들고 무릎은 허리 벨트 높이까지 올린다.

나. 뒤꿈치를 바닥에 닿지 않게 하여 2분간 빠르게 걷기를 한다.

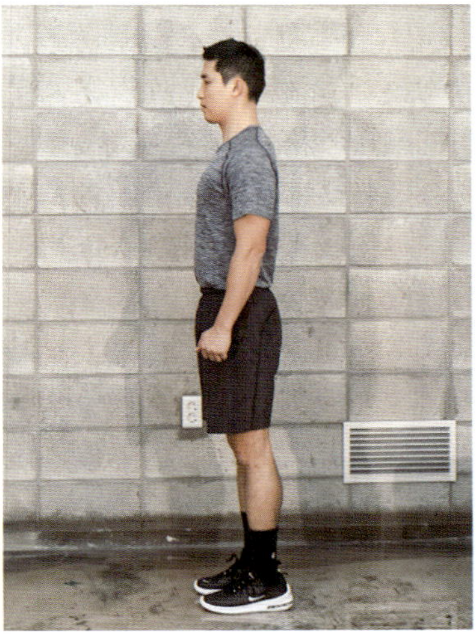

넓은 보행으로 걷기 준비 자세

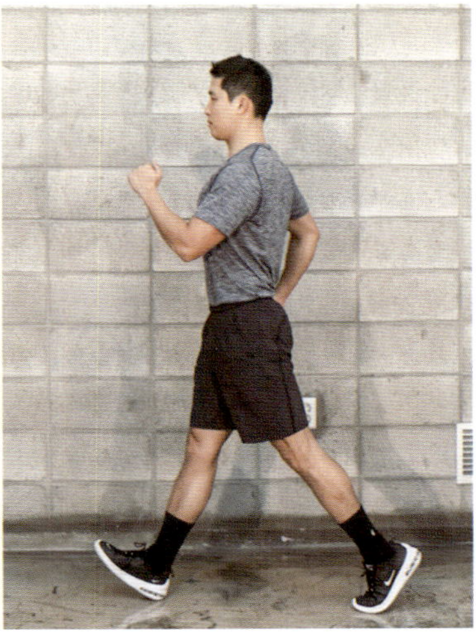

넓은 보행으로 걷기 종료 자세

그림 5-68

가. 바로 선 자세에서 엄지, 검지발가락으로 바닥을 밀어준다.
나. 앞으로 나간 다리의 뒤꿈치가 바닥에 닿을 수 있게 보폭을 최대한 벌려준다.
다. 허리의 윗부분은 움직이지 않게 코어에 힘을 주어 걷는다.

9 올바른 조깅을 위한 건강운동

조깅 평가

종아리 스트레칭 → 종아리 운동 → 팔 흔들기(스윙) → 한 발 줄넘기 → 제자리 달리기 → 트레드밀 달리기 → 지면 달리기

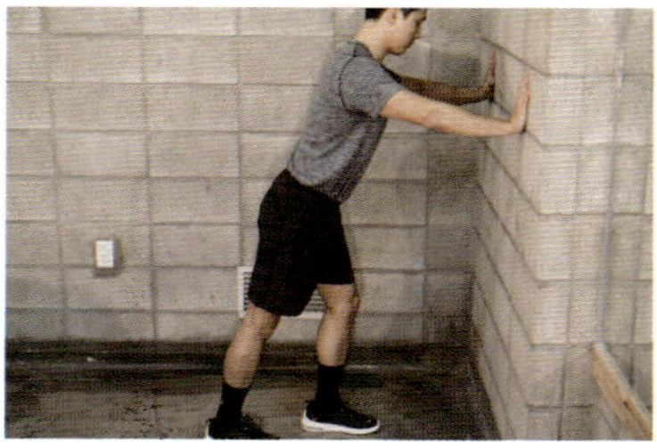

종아리 스트레칭 준비 자세

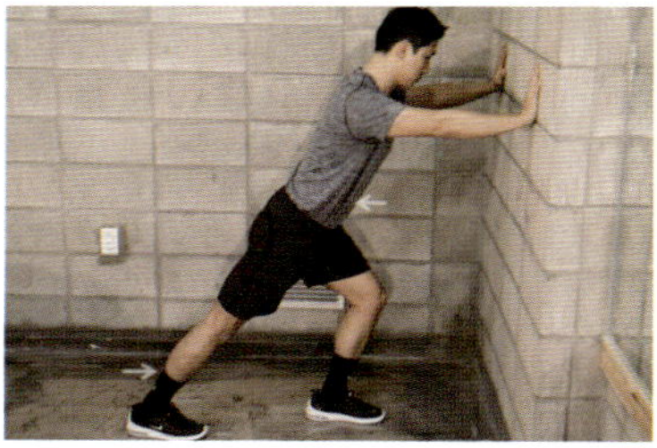

종아리 스트레칭 종료 자세

그림 5-69

가. 벽에서 40cm 정도 떨어진 상태에서 양손은 벽에 대고 선다.
나. 스트레칭하는 다리를 뒤쪽으로 빼고 체중을 뒤꿈치에 두고 뒤로 밀어낸다.
다. 종아리 근육의 당기는 느낌이 없어지면 발을 조금 더 뒤로 보낸다.
라. 스트레칭 시간을 10초에서 시작하여 40초까지 점진적으로 증가시킨다.

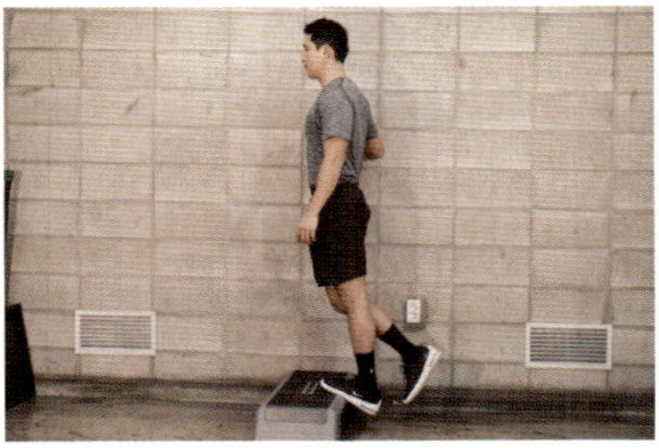

종아리 운동 준비 자세

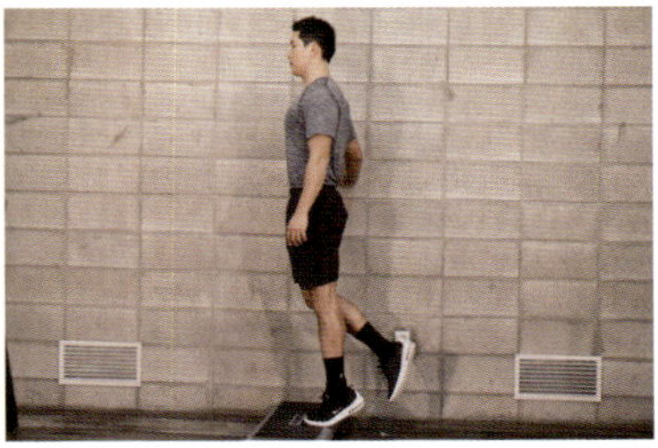

종아리 운동 종료 자세

그림 5-70

가. 바로 선 자세에서 스텝 박스에 올라서서 한쪽 다리를 든다.
나. 한 손으로 벽을 잡고 뒤꿈치를 최대한 들어 올리고 최대한 내린다.
다. 뒤꿈치를 들어 올릴 때 엄지발가락과 검지발가락의 힘으로 올린다.
라. 최대 25개의 반복 횟수를 할 수 있을 때까지 운동한다.

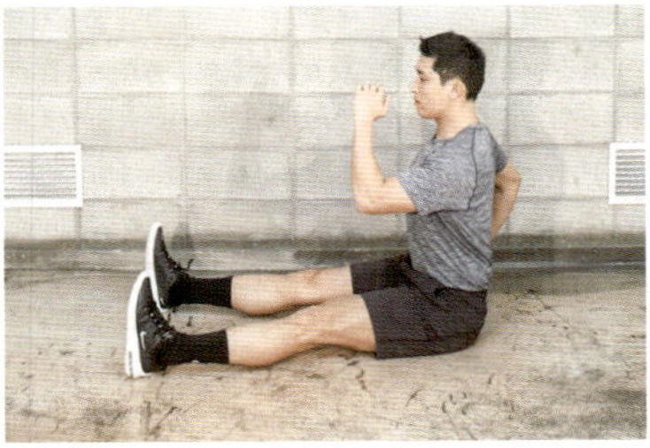

팔 흔들기(스윙) 준비 자세

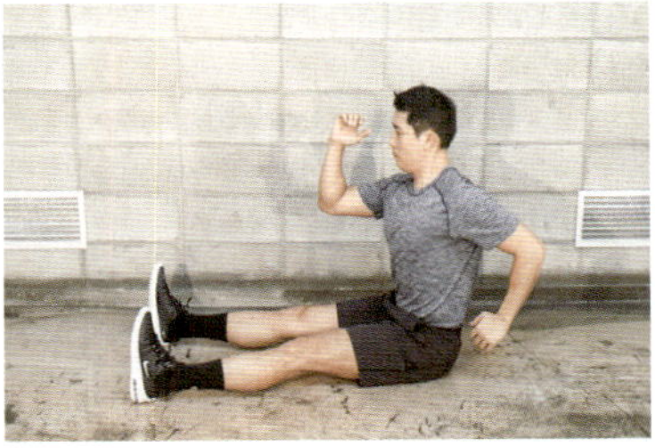

팔 흔들기(스윙) 종료 자세

그림 5-71

가. 양쪽 엉덩이를 바닥에 대고 양 무릎은 펴고 앉는다
나. 양쪽 팔꿈치를 90도 구부리고 팔을 최대한 뒤로 보내 손이 엉덩이에 오게 한다.
다. 손이 뒤쪽으로 갈 때 가슴 근육이 늘어나는 느낌이 날 때까지 보낸다.
라. 처음에는 천천히 움직이고 익숙해지면 최대한 빨리 움직이게 한다.

TIP 빠르고 강한 팔 스윙을 하면 엉덩이가 바닥에서 떨어지면서 움직이게 된다.

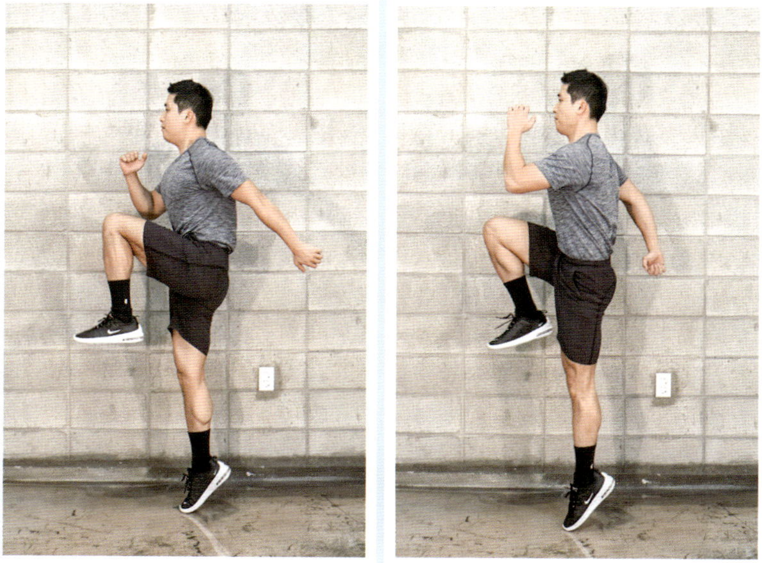

제자리 달리기 준비 자세　　제자리 달리기 종료 자세

그림 5-72

가. 바로 선 자세에서 양쪽 팔꿈치를 90도 구부리고 준비한다.

나. 제자리 달리기 중 무릎은 배꼽 위치까지 올리고 지면에 닿는 다리의 무릎은 편다.

다. 뒤꿈치가 바닥에 닿지 않게 발가락의 힘으로 선다.

라. 골반 위쪽의 상체가 움직이지 않게 고정하여 달린다.

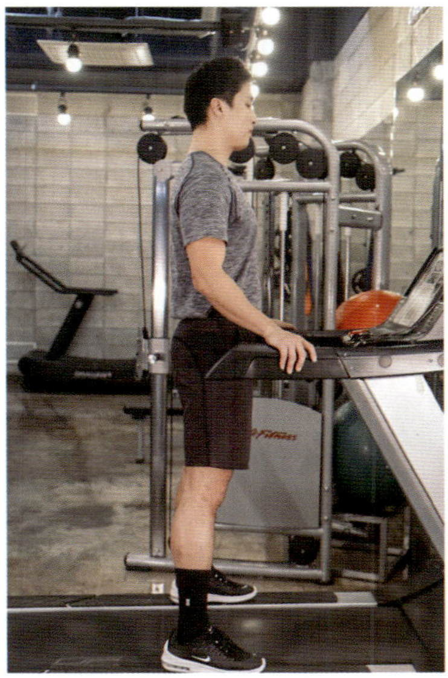

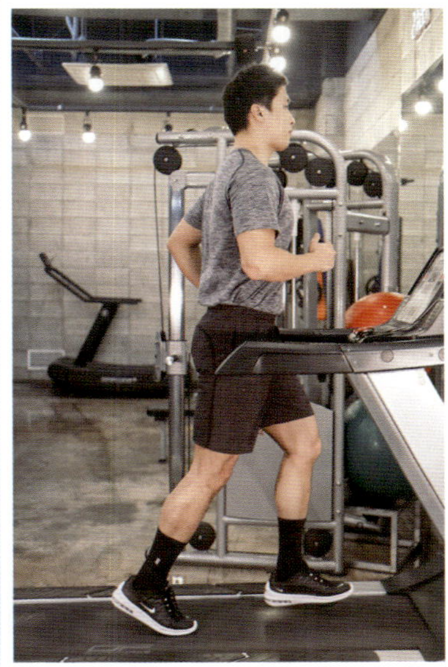

트레드밀 달리기 준비 자세　　트레드밀 달리기 종료 자세

그림 5-73

가. 양발을 트레드밀 벨트 밖에 위치하고 시작 버튼을 누른다.

나. 벨트가 움직이면 벨트 위로 발을 올리고 천천히 속도를 올린다.

다. 속도가 빨라져서 달리기 시작하면 뒤꿈치가 벨트에 많이 닿지 않게 하여 발바닥의 중간 부분이 바닥에 닿게 해서 달린다.

라. 상체를 약간 앞으로 숙이고 골반 위쪽 상체를 고정하여 달린다.

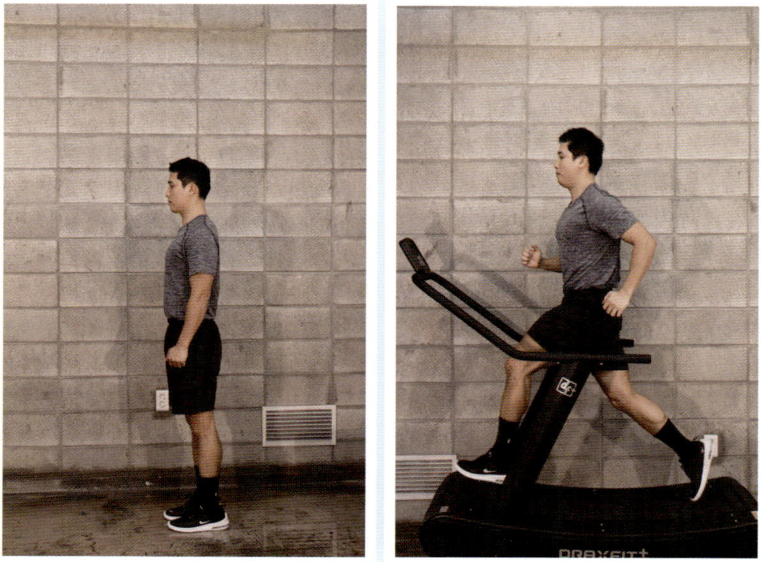

지면 달리기 준비 자세　　　　　　　　　　지면 달리기 종료 자세

그림 5-74

가. 달리기가 시작되면 상체는 5~10도 정도 기울여 달리기 시작한다.

나. 지면이 발바닥에 닿을 때는 발의 중간 부분(mid foot)이 닿게 하고 무릎은 최대한 편다.

다. 점진적으로 달리는 거리와 시간을 증가시킨다.

TIP 달리는 시간이 증가하면서 달리는 동작이 안정적으로 유지되지 않을 경우 달리기를 멈춘다.

10 올바른 저항 운동을 위한 건강운동

하체 트레이닝에서 힙 힌지(hip hinge)가 안되는 것은 선수와 일반인들에게 흔하게 나타나는 현상이다. 이와 같은 문제점을 보다 쉽게 조절할 수 있도록 하체 저항운동 순서를 정한다면, 하체 당기기 운동을 하체 밀기 운동보다 먼저 진행하는 것이 더욱 효과적이다. 당기기 운동인 데드리프트를 통해서 힙 힌지를 먼저 적응한 후에 하체 밀기 운동인 스쿼트 운동을 진행하는 것이 하체 움직임 조절이 보다 용이하기 때문에 적합하다. 하지만 힙 힌지 동작에 문제가 없다면 당기고 미는 운동의 순서는 목적과 상황에 따라 달라질 수 있다.

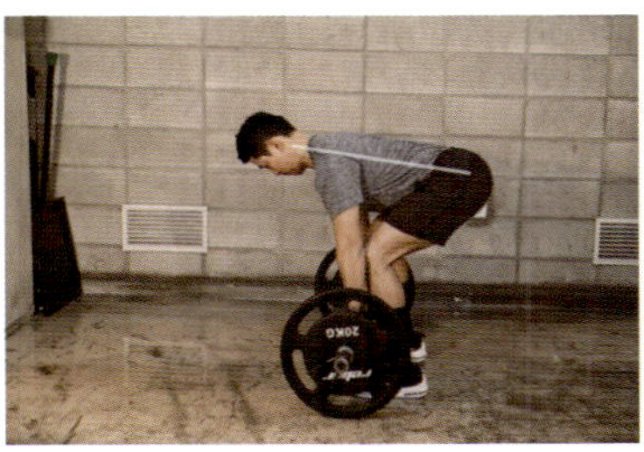

하체 당기기–데드리프트 준비 자세

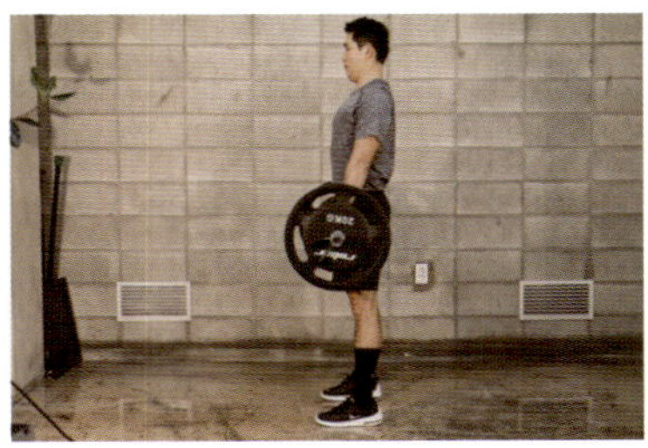

하체 당기기–데드리프트 종료 자세

그림 5–75

데드리프트의 대표적 오류

1) 과도한 허리 전만(lumbar lordosis) 오류

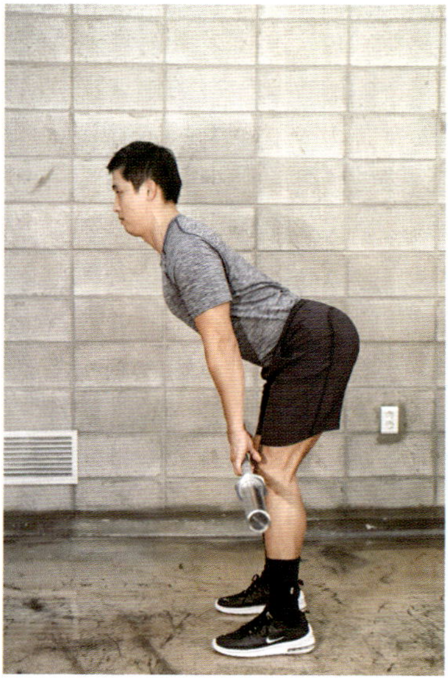

데드리프트 준비 자세(전만 오류)

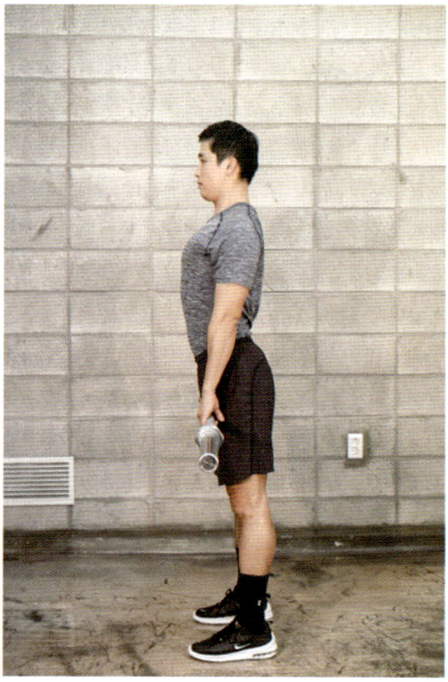

데드리프트 종료 자세(전만 오류)

그림 5-76

과도한 허리 전만이 생기는 경우 요추부의 안정성이 부족하여 생기는 것이다. 이러한 현상이 나타나는 경우 요추부 안정성 운동을 먼저 진행하고 데드리프트에서 조절될 때까지 상지가 아래로 내려갈 때 호흡을 강하게 뱉으면서 복부에 힘이 들어가게 하는 하면서 연습하는 것이 필요하다. 만약 이렇게 지도해도 잘 수정되지 않는다면 힙 힌지를 먼저 연습시킨다.

2) 과도한 허리 후만(lumbar kyposis) 오류

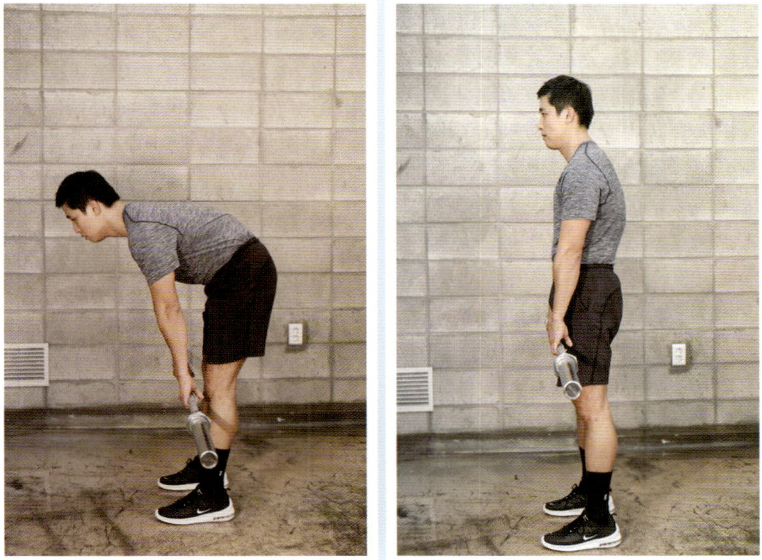

데드리프트 준비 자세(후만 오류) 데드리프트 종료 자세(후만 오류)

그림 5-77

과도한 허리 후만이 생기는 경우 일반적으로는 요추부의 안정성 부족과 더불어 햄스트링이 적정 길이보다 짧아진 경우가 많다. 이러한 현상이 나타나는 경우 데드리프트를 하기 전 햄스트링 억제를 위한 이완과 스트레칭을 먼저 진행하고 요추부 안정성 트레이닝을 진행한 후에 데드리프트를 지도한다. 만약 이렇게 지도해도 잘 수정되지 않는다면 힙 힌지를 먼저 연습시킨다.

3) 상지 자세(posture) 오류

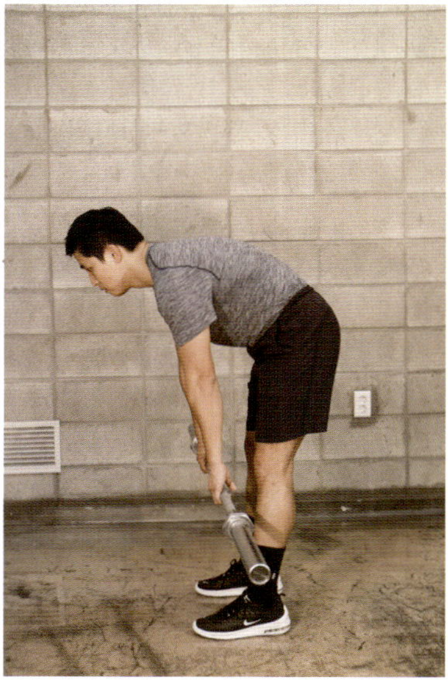

데드리프트 준비 자세(흉추 후만 오류)

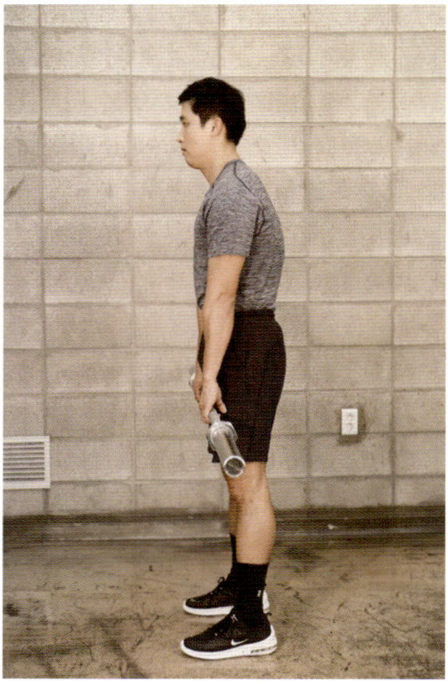

데드리프트 종료 자세(흉추 후만 오류)

그림 5-78

상지 자세를 유지하지 못하는 경우 일반적으로 흉추후만이 있거나 견갑골 안정성이 부족한 경우가 많다. 이러한 현상이 나타나는 경우 데드리프트를 하기 전 흉추후만이 줄여주는 흉추신전 폼롤러 억제와 스트레칭, 견갑골 안정성을 위한 AWTY 동작의 강화운동을 구분하여 먼저 진행한 후 데드리프트를 지도한다. 만약 이렇게 지도해도 잘 수정되지 않는다면 상지 로우잉(rowing)을 먼저 연습시킨다.

4) 리프트 바가 허벅지와 정강이에서 떨어지는 오류

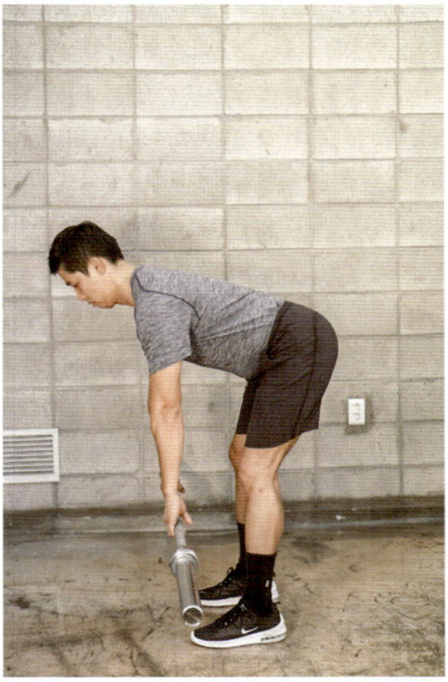

데드리프트 준비 자세(무게 중심 오류)

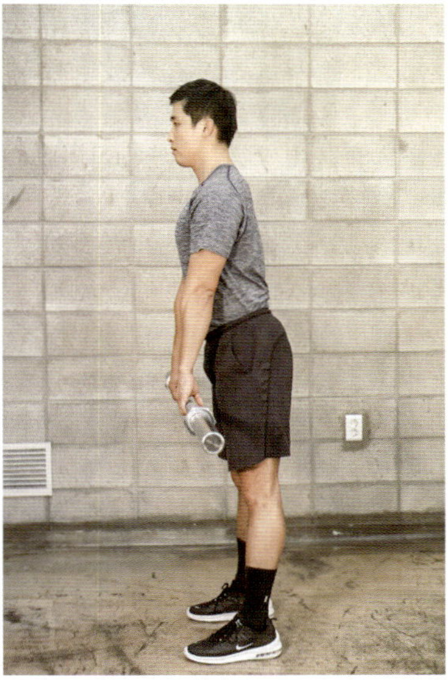

데드리프트 종료 자세(무게 중심 오류)

그림 5-79

상체가 내려가거나 올라오는 상황에서 힙 힌지가 잘 되지 않거나, 상지의 고정이 풀어지면서 몸의 무게 중심이 발바닥 중간에 머무르지 못하는 경우 이러한 현상이 생긴다. 이러한 현상이 나타나는 경우 리프팅을 하는 바 앞쪽에 탄성밴드를 걸고 당겨서 코어의 안정성이 자연스럽게 만들어지도록 하면 자세가 교정된다. 만약 이렇게 지도해도 잘 수정되지 않는다면 벽에서 20~30cm 떨어져서 엉덩이를 벽에 닿게 하는 동작을 먼저 연습시킨다.

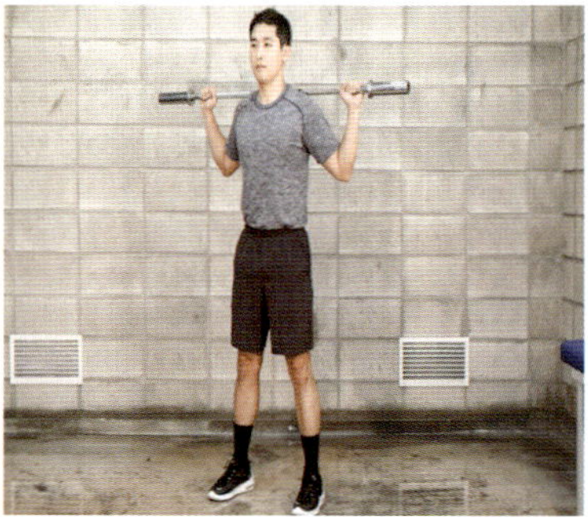

하체 밀기–스쿼트 준비 자세

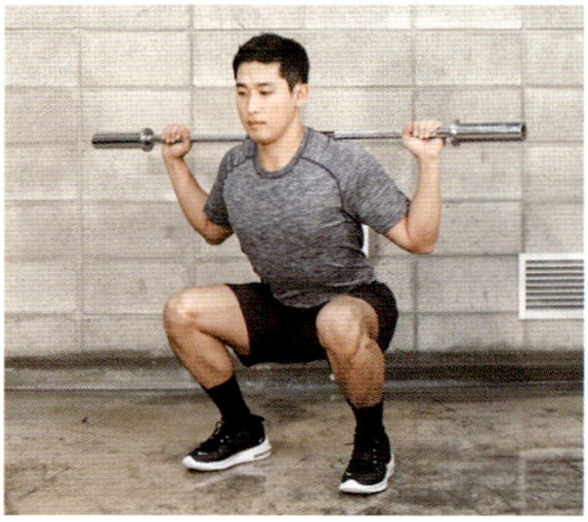

하체 밀기–스쿼트 종료 자세

그림 5–80

스쿼트의 대표적인 오류

1) 무릎을 이용한 스쿼트(knee drive)

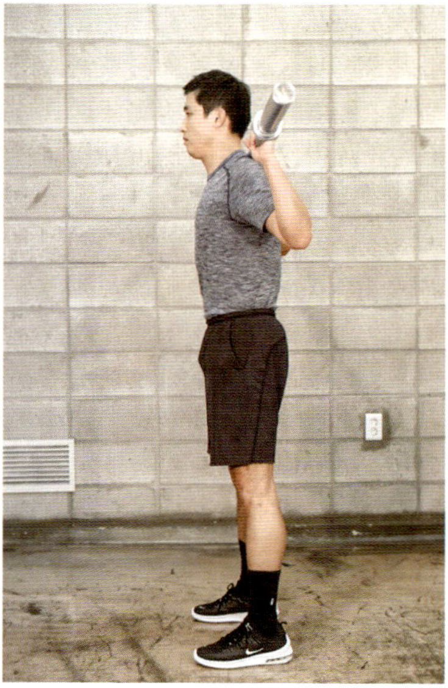

스쿼트 준비 자세(knee drive 오류)

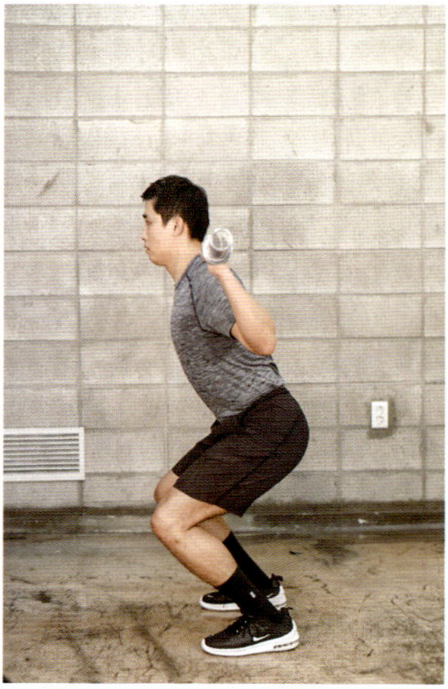

스쿼트 종료 자세(knee drive 오류)

그림 5–81

스쿼트를 하는 동작을 측면에서 관찰할 경우 무릎과 고관절 중 무릎이 앞쪽 방향으로 먼저 구부려지면서 이동하는 경우를 과도한 무릎 움직임(knee drive)이라고 한다. 이러한 원인은 고관절에서 힙 힌지가 잘 안되고 발목의 안정성이 좋지 않은 경우 주로 발생된다. 이러한 현상이 나타나는 경우 스쿼트 전에 고관절의 힙 힌지 운동과 발목의 활성화를 위해 종아리 운동을 구분하여 진행할 경우 스쿼트 자세가 개선될 수 있다. 만약 이러한 시도를 통해서도 잘 수정되지 않는다면 힙 힌지, 종아리 활성화, 데드리프트를 각각 더 반복하여 트레이닝한다.

2) 엉덩이를 이용한 스쿼트(hip drive)

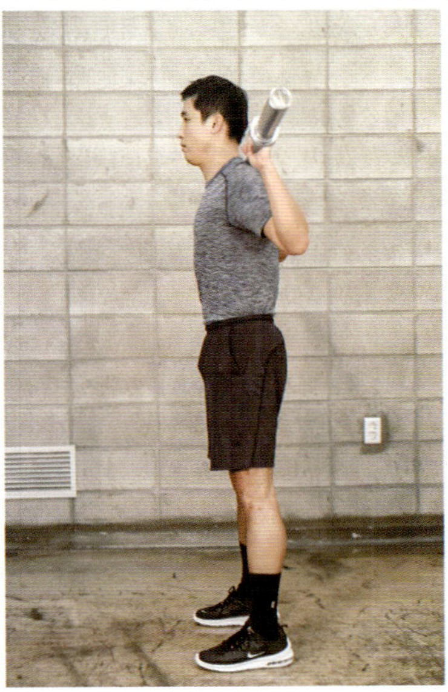

스쿼트 준비 자세(hip drive 오류)

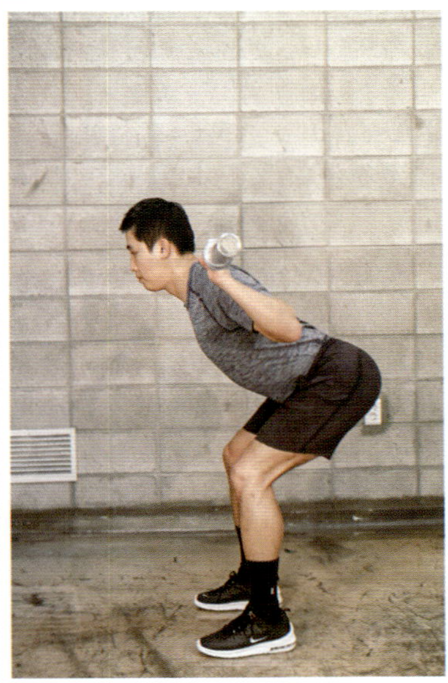

스쿼트 종료 자세(hip drive 오류)

그림 5-82

스쿼트를 하는 동작을 옆에서 관찰할 경우 무릎과 고관절 중 엉덩이가 먼저 구부려지면서 뒤쪽으로 많이 이동하고 상체가 데드리프트를 하듯 앞으로 많이 구부려지는 경우를 과도한 엉덩이 움직임(hip drive)이라고 한다. 이러한 현상은 발목의 가동성이 좋지 않거나 하지의 근력이 약할 경우에 주로 나타난다. 이러한 현상이 나타날 경우 발목의 가동성을 먼저 회복하기 위해 억제와 신장을 시키고, 하지의 근력이 약한 경우 하지 근력 강화를 위한 단일 관절 대퇴 사두근, 대퇴 이두근 운동을 구분하여 진행한 후 스쿼트를 하면 자세가 개선될 수 있다. 만약 이렇게 지도해도 잘 수정되지 않는다면 발목 가동성과 대퇴 근력 강화를 다시 반복하여 진행한 후 스쿼트를 한다.

3) 무릎의 내회전과 발목의 회내 오류

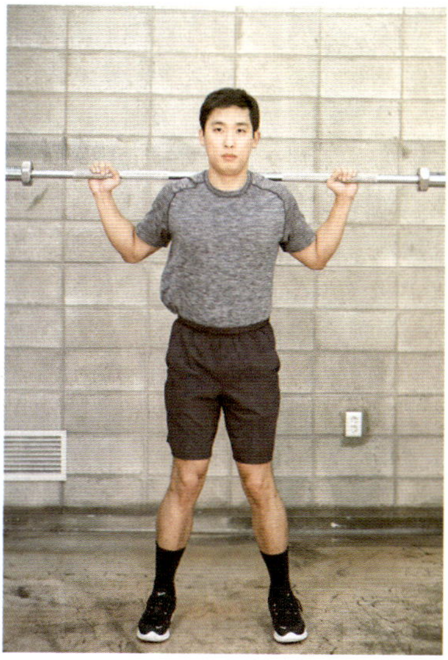

스쿼트 준비 자세(무릎, 발목 오류)

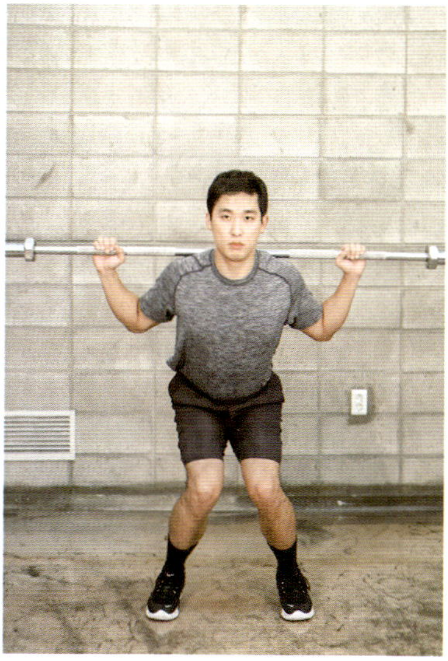

스쿼트 종료 자세무릎, 발목 오류)

그림 5-83

스쿼트를 정면에서 관찰할 경우 무릎이 안쪽으로 들어가면서 발바닥이 회내되는 현상이 생기는 것은 고관절의 움직임이 좋지 않고, 발바닥의 안정성이 부족한 경우에 나타나게 된다. 이러한 현상이 나타날 경우 고관절의 가동성의 회복과 활성화를 통해 안정성을 확보하고, 발바닥의 활성화를 위한 근력강화 운동을 각각 구분하여 먼저 진행한다. 만약 이렇게 지도해도 잘 수정되지 않는다면 고관절 가동성과 발바닥 근력 강화를 다시 반복하여 진행한 후 스쿼트를 시킨다.

4) 좌우 체중이동(weight shift) 오류

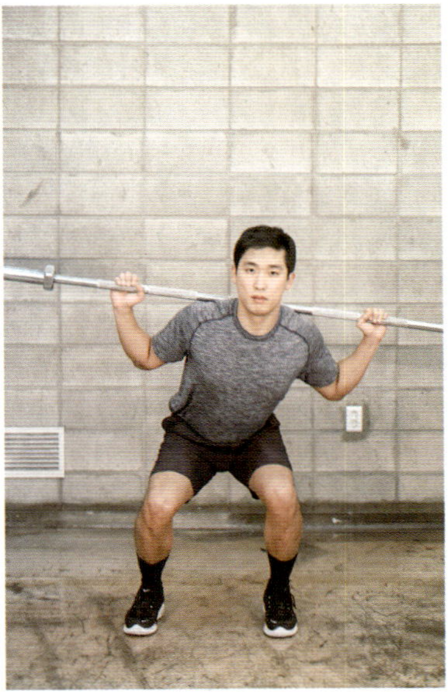

스쿼트 종료 자세(한쪽 기울어짐 오류)

그림 5-84

스쿼트를 정면에서 관찰할 경우 엉덩이가 한쪽으로 이동될 경우 많이 구부러진 고관절은 가동성이 정상이나, 구부러지지 않은 쪽 고관절은 가동성에 문제가 있을 가능성이 높다. 이러한 현상이 나타나는 경우 고관절을 포함한 골반의 부정렬이 있을 가능성이 높다. 스쿼트 동작에서 고관절 굴곡이 적게 나오는 곳의 가동성을 회복하기 위해 억제와 신장을 통해 활성화 운동을 구분하여 먼저 진행한 후 스쿼트를 진행한다. 만약 이러한 처치를 통해 잘 수정되지 않는다면 고관절 가동성과 활성화를 다시 반복하여 진행한 후 스쿼트를 시켜야 한다.

상체 운동 중 견갑골의 불안정성으로 트레이닝 동작에 문제가 생기는 경우가 일반적으로 나타나는 현상이다. 이러한 증상이 나타날 경우 상체 저항 운동 순서에서 당기기 운동인 로우잉(rowing)을 먼저 진행하는 것이 견갑골의 안정성을 먼저 활성화시키는 데 용이하기 때문에 당기기 운동을 밀기 동작보다 먼저 진행하는 순서로 구성하였다. 하지만 견갑골 안정성에 문제가 없다면 당기고 미는 운동의 순서는 목적과 상황에 따라 달라질 수 있다.

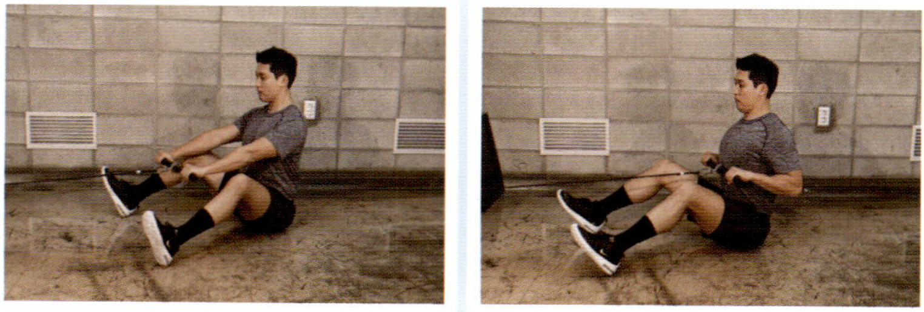

상체 당기기-로우잉 준비 자세　　상체 당기기-로우잉 종료 자세

그림 5-85

로우잉의 대표적인 오류

1) 로우잉(rowing) 중 라운드 숄더

로우잉 운동에서 라운드 숄더가 나타나는 것은 흉추의 후만과 견갑골의 위치가 외측으로 벌어져 있어서 견갑골을 안정화시키는 능형근 하부 승모근의 근력이 약해서 나타나는 현상이다. 이러한 현상이 나타날 경우 흉추 후만을 잡아주는 신전운동과 견갑골을 잡아주는 AWTY 동작을 통해 정렬운동을 구분하여 먼저 진행한 후 로우잉을 진행한다. 만약 이렇게 지도해도 잘 수정되지 않는다면 정확한 로우잉 동작을 이해하고 있는지 확인 후 운동을 시킨다.

2) 로우잉(rowing) 중 거북목 현상

로우잉 중 턱이 앞쪽으로 나가는 거북목 현상은 정적 자세에서 거북목 현상이 잡히지 않고, 코어와 전방 사슬의 근력이 약해서 나타나는 경우가 높다. 이러한 현상이 나타날 경우 정적 자세에서 거북목 현상을 해결하기 위해 목 주변 이완과 스트레칭을 진행하고 목의 신전근 근력 강화를 구분하여 먼저 진행한 후 로우잉을 진행한다. 만약 이렇게 지도해도 잘 수정되지 않는다면 흉추의 정적 자세 및 견갑골의 안정성 운동을 시킨다.

3) 완전하지 않은 견갑골 모으기

로우잉 동작에서 견갑골 모으기가 잘 안되는 것은 능형근 및 하부 승모근의 근력 약화가 원인인 경우가 많다. 이러한 현상이 나타날 경우 견갑골 모으는 AWTY 동작을 구분하여 먼저 진행한 후 로우잉을 진행한다. 만약 이렇게 지도해도 잘 수정되지 않는다면 고관절의 힙 힌지가 잘 되고 있는지 추가적인 확인이 필요하다.

4) 단단하지 않은 하체 고정

로우잉 동작에서 하체의 고정이 잘되지 않는 것은 발바닥의 무게 중심이 이동하는 경우에 나타난다. 이러한 현상이 나타날 경우 로우잉을 하는 동안 항상 발바닥 전체에 무게 중심을 유지한 채 운동을 하도록 지도해야 한다. 이런 경우 발가락 전체 중 엄지발가락을 중심으로 바닥을 강하게 누르는 동작을 통해 무게 중심을 유지하는 연습을 구분하여 먼저 진행한다. 만약 발바닥의 중심이 안정적으로 유지되지 않을 경우 발바닥 가동성 및 활성화를 구분하여 추가적으로 진행한 후 로우잉을 한다. 만약 이렇게 지도해도 잘 수정되지 않는다면 재반복하여 진행한다.

벤치 프레스의 대표적인 오류

1) 가슴 근육에 로딩이 걸리지 않음

벤치 프레스에서 가슴 근육에 자극이 오지 않는 것은 견갑골 불안정성이 있어서 생기는 경우가 많다. 견갑골이 벌어져 있으면 가슴 근육이 충분히 자극을 받지 못하게 된다. 이런 경우 견갑골 모음근을 강화시켜 조금 더 강하게 잡고 벤치 프레스를 하면 좋아질 것이다. 만약 이렇게 지도해도 잘 수정되지 않는다면 밀어내는 동작에서 흉골이 뒤쪽으로 밀리지 않게 전방이동하는 느낌으로 지도한다.

2) 과도한 허리 아치가 만들어짐

벤치 프레스에서 허리 아치가 과도하게 만들어지는 것은 코어의 안정성이 약하거나 상지의 근력이 약한 것을 보상하기 위해서 생기는 동작이다. 이런 경우 다리를 아래쪽으로 내리지 않고 고관절과 무릎을 90도 구부려 들고 프레스를 하게 되면 코어의 안정성이 증가하게 된다. 만약 이렇게 지도해도 잘 수정되지 않는다면 밀어내는 동작에서 호흡을 강하게 내뱉거나, 무게를 줄이는 것이 효과적이다.

3) 손목의 과도한 꺾임

벤치 프레스에서 과도한 손목의 꺾임이 있는 경우 가슴쪽으로 적당한 자극이 가지 않거나 손목의 부상을 입을 가능성이 높다. 손목이 너무 신전되지 않게 강하게 힘을 주어 중립을 유지하고 프레스를 진행한다.

4) 봉이 가슴에 닿지 않음

벤치 프레스에서 가슴에 봉이 닿지 않는 경우 충분하게 가슴 근육 전체에 자극이 가지 않아서 힘을 적절하게 사용하는데 방해 요소가 된다. 특별한 부상이 없는 경우 봉은 항상 가슴에 닿고 올라가는 것이 정석이다. 근육은 움직이는 범위에서만 근력이 증가하고 움직이지 않는 범위에서는 근력이 증가하지 않는다.

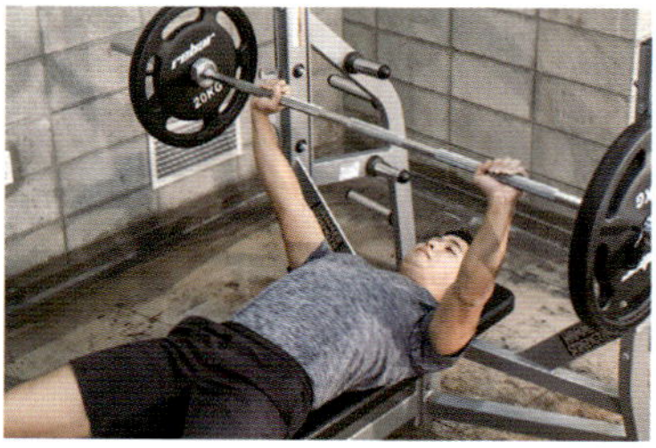

상체 밀기 – 벤치프레스 준비 자세

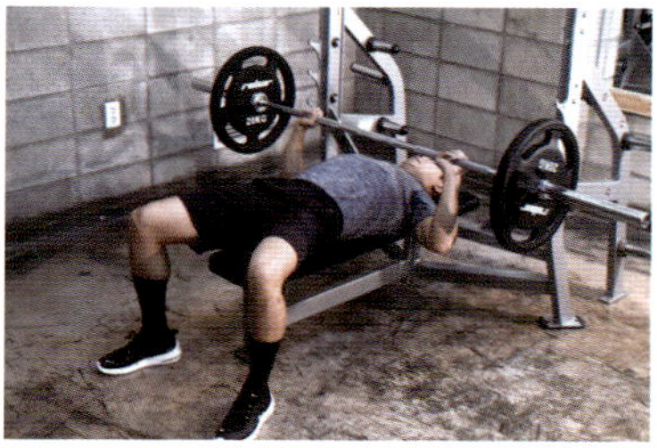

상체 밀기 – 벤치프레스 종료 자세

그림 5-86

통합 회전운동의 대표적인 오류

1) 하지의 안정성이 깨짐

통합 회전운동에서 하지의 안정성이 무너지는 것은 데드리프트, 스쿼트, 런지 등 하지의 트레이닝 동작이 완성되지 않았거나 본인이 능력보다 무거운 무게를 가지고 운동을 할 경우 이런 문제가 생긴다. 하지의 각각 동작들을 하나씩 살펴보고 정확한 동작이 안 되면 개별적으로 트레이닝 후 다시 통합 회전을 해야 한다.

2) 상지의 안정성이 깨짐

통합 회전운동에서 상지의 안정성이 무너지는 것은 로우잉, 벤치 프레스, 수직 프레스, 수직 당기기 동작이 정확하게 완성되지 않았거나 본인의 능력보다 무거운 무게를 가지고 운동을 할 경우 이런 문제가 생긴다. 상지의 각각 동작들을 하나씩 살펴보고 정확한 동작이 안 될 경우 개별적으로 트레이닝 후 다시 통합 회전을 실시해야 한다.

3) 하지와 상지의 움직이는 타이밍이 깨짐

통합 회전운동에서 하지와 상지의 트레이닝 타이밍이 맞지 않는 경우는 하지의 힘을 상지로 연결시키는 코어의 기능이 정상적이지 않을 가능성이 높다. 이럴 경우 코어의 활성화를 조금 더 시킨 후 운동을 진행하거나 회전 중 코어의 활성화에 집중을 하면 타이밍이 좋아질 것이다.

4) 시작과 끝 지점에 정지 동작이 완전하지 않음

통합 회전운동의 시작과 끝 지점에서 정지 동작이 완전하지 않은 경우에는 등척성 수축의 힘이 부족하여 움직임의 정지가 원활하지 못한 것이다. 이런 경우 시작 지점과 끝 지점의 정지 동작을 따로 등척성 수축으로 적응할 수 있게 먼저 트레이닝한 후 통합 회전 트레이닝을 한다.

5) 로딩이 만들어지지 않은 채 운동함

통합 회전운동 중 로딩이 잘 안되는 경우 신장성 동작이 너무 빨라서 로딩을 할 수 있는 시간의 부족 때문일 가능성이 높다. 이런 경우 신장성 구간에서의 속도를 느리게 하고 단축성 운동으로 전환되는 구간에서 완전한 정지 동작을 만들어서 트레이닝을 하면 좋아진다. 조금씩 로딩하는 능력이 향상되면 속도를 점진적으로 증가시킨다. 가능하면 신장성:단축성 수축의 시간 비율을 2:1로 하면 된다.

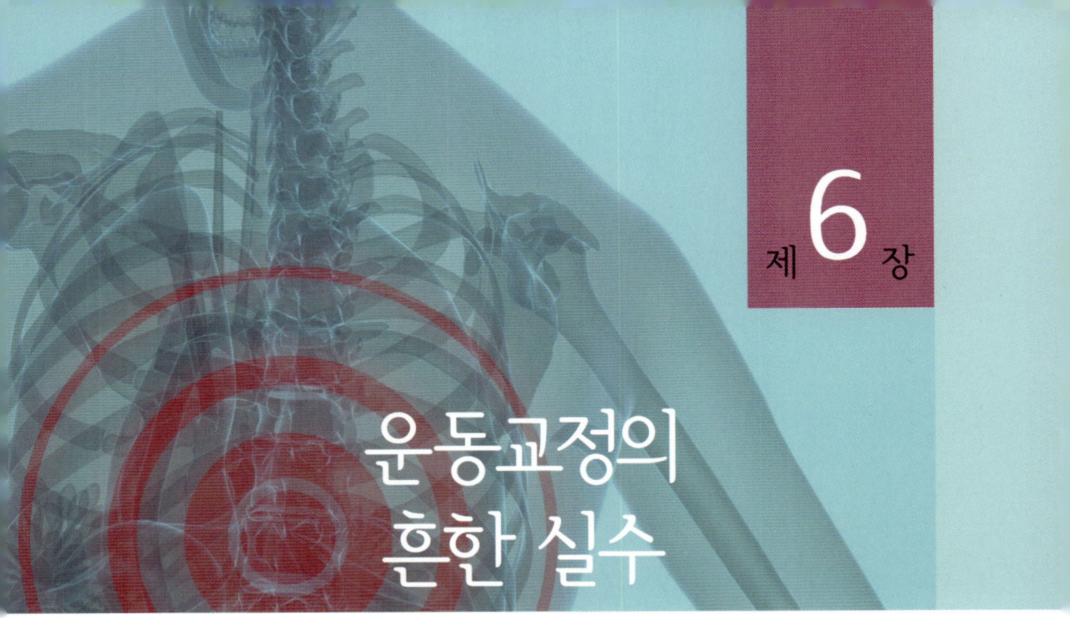

제 6 장

운동교정의 흔한 실수

1 운동지도의 큐잉(지도 노하우)은 노하우를 전수받는 것이다

운동지도 시 큐잉(운동 지도 노하우)은 운동전문가 본인 스스로 운동을 통해 느낀 느낌을 회원에게 전달하는 과정이다. 운동은 다양한 느낌을 통해 전달하는 것이기 때문에 운동전문가 스스로 운동을 통해서 좋은 느낌을 기억해야 한다. 그리고 좋은 눈을 가지고 있어야 잘못된 동작과 올바른 동작을 구분할 수 있다.

2 운동 프로그램 작성은 단순히 내가 좋아하는 운동을 지도하는 것이다

운동 프로그램은 회원의 몸 상태를 정확하게 파악하여 필요한 부분을 작성하는 것이 시작이다. 따라서 가동성, 안정성, 근-신경 조절 능력을 파악하는 것에서부터 시작되어야 한다. 운동 프로그램은 기능평가를 통해서 가동성이 부족한 관절을 찾거나 안정성, 근-신경 조절이 부족한 정도를 찾아서 프로그램을 작성한다. 따라서 운동 프로그램을 작성한다는 것은 그 회원의 현재 상태를 검사를 통해 찾아냈다는 것이다.

3 운동교정을 직접하려고 한다

스쿼트가 정확하지 않은 회원에게 "스쿼트를 똑바로 하세요"라고 지도하는 것은 너무나 어리석은 일이다. 스쿼트는 각각 관절의 통합에 의해 만들어지는 동작이기 때문에 각 관절의 올바른 움직임을 확인하고 스쿼트를 지도해야 한다. 아마 회원 본인도 그 동작을 하고 싶지만 본인의 의지대로 동작이 정확하게 되지 않는 것을 느낄 것이다. 가동성에 문제가 있는 관절을 스트레칭으로 이완시키고 안정성이 부족한 곳은 근력 트레이닝으로 회복시켜야 한다. 근-신경 조절 운동은 각각의 관절의 움직임의 순서에 입각하여 운동의 과정을 평가하는 것이다.

4 동작을 설명하여 수정하려고 한다

운동을 지도하는 상황에서 동작을 말로 설명하는 것은 비효율적일 수 있다. 운동을 지도할 때 가장 빠른 방법은 시범을 통해 회원에서 시각적 피드백을 제공하는 것이다. 지도자가 정확한 동작을 보여주고 회원은 그 동작을 따라하는 것이 지도에서 가장 좋은 방법이다. 회원이 운동을 따라했을 때 전체 동작에서 잘못된 동작만 선택적으로 운동을 지도하면 간결하고 빠르게 잘못된 운동 동작을 교정할 수 있다. 이런 과정을 말로 설명하는 것은 피아노 선생님이 피아노를 시범 보이는 것이 아니라 말로 설명하는 것과 같은 이치이다.

5 단계에 맞지 않는 운동지도를 한다

운동지도에 있어 회원은 신체 능력을 알고 있는 것은 매우 중요하다. 신체 능력을 숙지하고 있을 경우 회원의 신체 능력에 맞는 효율적인 운동 프로그램을 제공할 수 있다. 너무 쉬운 운동을 구성하면 흥미가 떨어지고 몸이 좋아지지 않는다. 반대로 너무 어려운 운동으로 구성하면 운동 중 부상의 위험이 높아지고 정확한 동작 운동이 되지 않아 좌절하는 경우가 생긴다. 따라서 약간의 난이도가 있는 운동 프로그램을 작성하고 구성하여 점진적으로 향상될 수 있게 하는 것이 전문가의 역량이다.

• **초기 운동 중재** – 이 단계에 해당되는 회원들은 근육의 이완과 활성화가 스스로 잘 되지 않는 경우가 많아 개별적인 근육(단일관절, 단일근육)과 관련된 정확한 자세를 설명하는 것이 필요하다. 움직임의 면(degree of freedom)도 하나 정도가 적당하고 주로 눕거나 앉아서 하는 운동들이 좋다.

• **중기 운동 중재** – 이 단계에 해당되는 회원들은 단일 근육을 하나씩 조절하는 능력이 생겼기 때문에 코어를 기본으로 상지 또는 하지를 움직이게 하는 복합 움직임을 지도해야 한다. 운동은 앉아서 또는 서서 하는 운동이 좋다.

• **후기 운동 중재** – 이 단계에 해당되는 회원들은 복합 관절의 움직임을 조절하는 능력이 생겼기 때문에 코어를 기본으로 상하지의 연결을 만드는 통합과정의 트레이닝이 필요하다. 움직임의 면도 가능하면 3개의 면을 다 사용할 수 있는 운동으로 구성해야 한다. 운동의 속도도 가능하면 최대한 빠르게 움직이도록 한다. 단축성 수축과 신장성 수축의 비율은 가능하면 지키는 것이 운동 효과가 좋다.

6 지도자 스스로 지금 어떤 난이도의 운동을 하고 있는지 이해하지 못한다

회원에게 지도하고 있는 운동이 지금 어느 정도의 난이도인지 모르고 운동을 지도한다. 또는 이 운동의 상위 버전의 운동과 하위 버전의 운동이 어떤 것이 있는지 모르는 경우 운동을 통해 회원이 좋아질 수 있는 가능성은 없다. 운동의 구성은 현재 회원이 할 수 있는 레벨의 운동을 파악하고 조금 노력하면 할 수 있는 운동을 구성해야 회원도 운동전문가도 좋은 운동지도가 된다.

7 저항성 트레이닝은 로딩과 리듬이 중요하다

저항성 트레이닝(웨이트 트레이닝, 소도구 트레이닝, 기능성 트레이닝, 밴드 트레이닝)을 진행할 때 운동전문가들은 로딩과 리듬을 항상 생각해야 한다. 로딩은 힘을 쓰기 위해서 근육들에 신장성 저항을 주어 에너지를 모으는 구간이다. 보통 이 구간에서는 속도를 줄이면서 하는 것이 일반적이다. 로딩이 이루어지지 않으면 힘을 쓰는 구간에서 힘이 들어가지 않거나 보상작용에 의해 근수축이 효율적으로 일어나지 않는다. 리듬은 단일 관절의 운동이나 복합 관절의 운동에서 움직임의 순서가 올바르게 일어나는지를 확인하는 것이다. 리듬이 잘 만들어지면 부드러운 연속적인 움직임이 만들어지고 리듬이 맞지 않으면 부자연스러운 움직임이 나타난다. 스포츠 상황은 항상 로딩과 타이밍의 연속적인 운동으로 이루어져 있다. 트레이닝 중 로딩과 타이밍을 맞추는 것은 스포츠 퍼포먼스를 향상시키기 위한 기초적인 토대이다.

마무리
줄임말

이 책을 잘 보는 방법

1. 모든 평가는 가동성, 안정성, 근신경 운동조절만으로 평가한다.

2. 통증이 있거나, 가동성의 문제가 있으면 회복을 위한 운동으로 프로그램한다.

3. 부상명은 검사 전 조심하거나 하지 말아야 할 검사 항목을 결정하는 데 참고하는 자료다.

4. 부상명은 1번 항목의 결과물이기 때문에 세부 프로그램을 작성할 때 참고한다.

찾아보기

기타